画像で学ぶ心臓の聴診

― 聴診でどこまで分かるか ―

群馬県立心臓血管センター

谷 口 興 一

序

　紀元前6世紀ごろ，世界最初の医師で，名医として知られるジーヴァカ・コーマラバッチャが，仏陀の臨終を医師として看取ったとされているが，このことがわが国に伝来して，釈迦の涅槃(ねはん)の像が聖徳太子によって法隆寺五重塔に飾られている。711年のことであり，コーマラバッチャは世界最初の医師，耆婆(ぎば)大臣として登場し，臨終の釈迦の脈診を始めようとする像である。このような場面をみると，医師の診察は視診と触診から始まったと思われる。

　近年になって打診と聴診が開発され，医師の診察の手法として確立されてきた。胸部X線写真が簡単に撮れるようになった現今では，打診法の必要性はかなり失われているが，聴診の必要性と有用性はほとんど失われていない。その理由は，X線撮影法や心エコー法などの診断方法が発達しても，①きわめて簡便である，②費用がかからない，③患者に苦痛を与えない，④瞬時に診断できる，⑤患者に安心感を与える，⑥弁膜症や先天性心疾患など器質的心疾患の70〜80%を診断できる，など，その有用性に関しては枚挙に暇がない。

　心エコー法の発達によって，その動画を詳細に観することによって，心音の変化や心雑音の発源部位と音質や音量のメカニズムを考究することも可能になった。

　専門細分化が，今日の医学教育の趨勢であるが，人間の身体を細分化することはできない。患者全体を診察するなかで，聴診の実力を涵養(かんよう)して診察しながら，診断名を患者にその場で直ちに説明できる医師が育ってくれることを心から希望して止まない。本書がそのための一助となれば幸いである。

2009年1月

群馬県立心臓血管センター名誉院長　谷 口 興 一

目　　次

第1章　聴診法の歴史　　1

第2章　心臓血管の聴診　　6
1　聴診器　　6
2　聴診部位　　6
3　聴診の手順　　7
　1）聴診は心尖部から始める／2）Ⅰ音を聴く／3）移行聴診／4）Ⅱ音を聴く

第3章　正常心音　　9
1　心音の種類　　9
　1）弁閉鎖音／2）弁開放音／3）心室充満音／4）駆出音／5）心外性音
2　正常Ⅰ音　　10
　1）Ⅰ音の音響成分／2）Ⅰ音の発生機序
3　正常Ⅱ音　　11
　1）Ⅱ音の音響成分／2）Ⅱ音の発生機序
4　聴診による心音の識別　　11
　1）Ⅰ音とⅡ音の心音の性状変化／2）収縮期過剰心音／3）拡張期過剰心音／4）収縮期異常心音／5）拡張期異常心音／6）人工弁音（機械弁音，生体弁音）／7）心外性音
5　心音と心時相の関係　　11
　1）収縮期の心音／2）拡張期の心音

第4章　心音の異常　　13
1　Ⅰ音の異常　　13
　1）亢進／2）減弱／3）分裂／4）持続時間の延長／5）音質の変化／6）Ⅰ音の遅れ（Q-Ⅰ時間の延長）
2　Ⅱ音の異常　　18
　1）亢進／2）減弱／3）分裂／4）音質の変化
3　過剰心音　　23
【収縮期過剰心音】　　23
　1）駆出音／2）収縮中期クリック
【拡張期過剰心音】　　25
　1）房室弁開放音／2）拡張早期過剰心音（Ⅲ音 third sound）／3）心房音（Ⅳ音 fourth sound）
4　異常心音　　26
【拡張期異常心音】　　26
　1）拡張早期心外音／2）帆張音／3）腫瘍プロップ
【収縮期異常心音】　　26
　1）偽駆出音／2）大動脈衝撃音
【収縮期-拡張期異常心音】　　26
　1）人工弁音
5　奔馬調　　28
　1）拡張期性奔馬調（三部調律）／2）収縮期性奔馬調（三部調律）／3）四部調律
6　心音の鑑別法　　29
　1）心音の亢進／2）心音減弱／3）心音の分裂

第5章　心雑音 　　　　　　　　　　　　　　　　　　　　　　　　31
　【心雑音の聴診項目】　　　　　　　　　　　　　　　　　　　　31
　1　心雑音の最強点と分布領域　　　　　　　　　　　　　　　　31
　　　1）心室中隔欠損症／2）僧帽弁逆流症／3）大動脈弁狭窄症／4）大動脈弁逆流症／5）動脈管開存症／
　　　6）Valsalva 洞動脈瘤破裂／7）冠動脈-肺動脈瘻／8）肺動脈弁狭窄症／9）肺動脈分枝狭窄症
　2　心雑音の強度と音量　　　　　　　　　　　　　　　　　　　42
　3　心雑音の時相　　　　　　　　　　　　　　　　　　　　　　42
　　　1）収縮期／2）拡張期／3）超時相性
　4　心雑音の伝播方向　　　　　　　　　　　　　　　　　　　　61
　5　心雑音の音質（音色）　　　　　　　　　　　　　　　　　　61
　6　心雑音の発生源　　　　　　　　　　　　　　　　　　　　　64
　　　1）大血管内腔／2）弁狭窄・弁閉鎖不全／3）心室壁，流出路狭窄／4）心房中隔・心室中隔／
　　　5）血流量増大・血流速度増大／6）心血管内圧の上昇と下降
　7　心雑音の発生機序　　　　　　　　　　　　　　　　　　　　65
　　　1）乱流／2）渦流／3）空洞現象／4）共振／5）摩擦／6）噴流
　8　恒常性　　　　　　　　　　　　　　　　　　　　　　　　　68
　　　1）日・時間による変動／2）呼吸による変動／3）Valsalva テストによる変動／4）蹲居の姿勢／
　　　5）体位変化／6）運動負荷／7）薬物負荷
　9　心雑音の鑑別法　　　　　　　　　　　　　　　　　　　　　70
　　　1）収縮期雑音／2）拡張期雑音／3）収縮-拡張期雑音（超時相性）

第6章　血管雑音　　　　　　　　　　　　　　　　　　　　　　　　72
　1　血管雑音の聴診の要点　　　　　　　　　　　　　　　　　　72
　　　1）音質／2）時相／3）最強点／4）血管特性／5）恒常性
　2　血管病変の部位と血管雑音　　　　　　　　　　　　　　　　73
　　　1）頭部の血管雑音／2）頸部の血管雑音／3）胸部の血管雑音／4）腹部の血管雑音

参考文献　　　　　　　　　　　　　　　　　　　　　　　　　　　　75

付　　録　　　　　　　　　　　　　　　　　　　　　　　　　　　　76

第1章　聴診法の歴史

　近代臨床医学のルーツを遡っていくと，ライデン大学医学・植物学教授の Hermann Boerhaave（1668～1738）にたどりつく（**図 1-1**）。Hermann Boerhaave（**図 1-2**）は博学多才で，18世紀における最大の臨床医学者であった。Boerhaave は，日本語の本ではベールハーブと表記されているが，ブアハーブと発音しなければオランダ人には理解されない。Boerhaave は臨床的観察と病歴の取り方を重視し，世界で初めて臨床病理示説を行った医学者である。すなわち，独特の円形階段講堂を建設し，講堂のどこからも見える中心部に解剖台を設置し，病理解剖を行いながら臨床講義を行ったのである。この臨床病理示説は一躍有名となり，ヨーロッパ全土を風靡したのである。そして，この名声を慕ってオランダ国内だけではなく，英語圏，ドイツ語圏，フランス語圏など多くの国の医師たちが留学を志してライデ

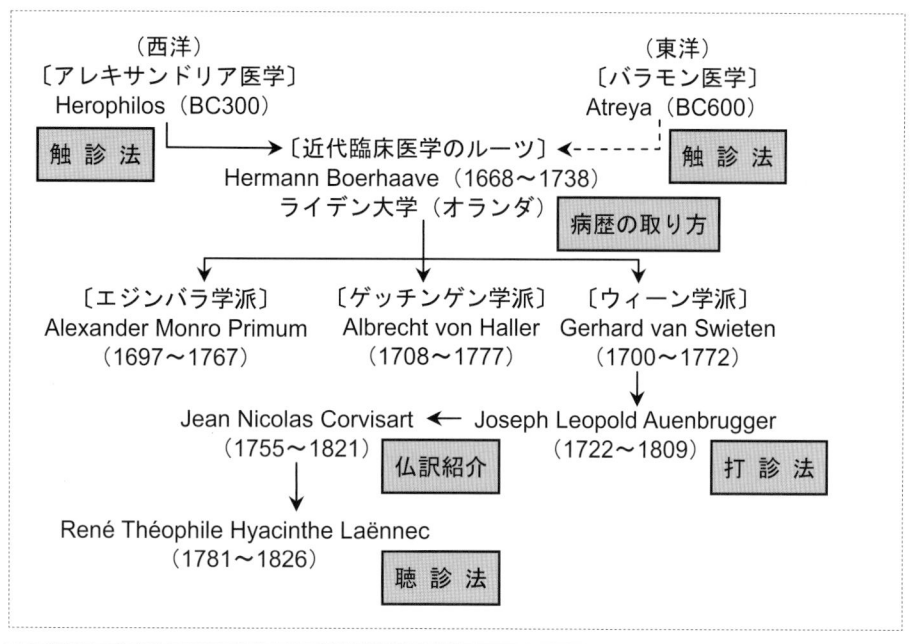

図 1-1　近代臨床医学のルーツとしての Hermann Boerhaave と聴診法の確立

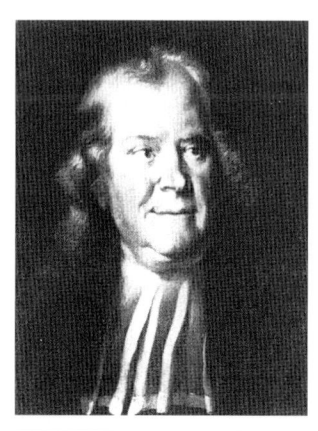

図 1-2　Hermann Boerhaave（1668～1738）
1701～1738年，ライデン大学教授として多くの優秀な医師を育成した。（文献1より引用）

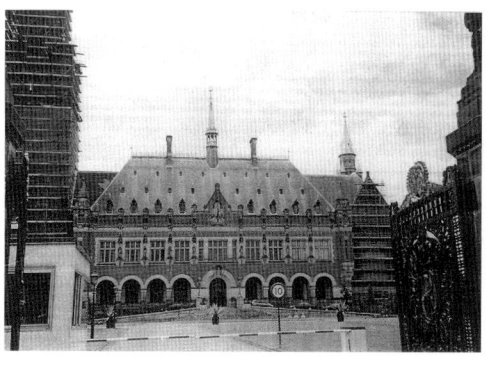

図 1-3　ライデン大学医学部の古い建物で，現在は使用されていない。右手の尖塔は Boerhaave 博物館の横に建っている教会の塔である。（筆者撮影）

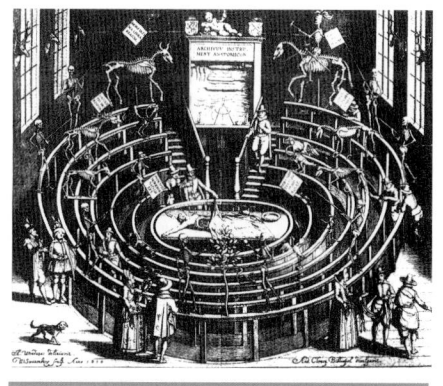

図 1-4　ライデン大学教授 Boerhaave によって造成された臨床病理示説を講義する円形階段講堂（文献2より引用）

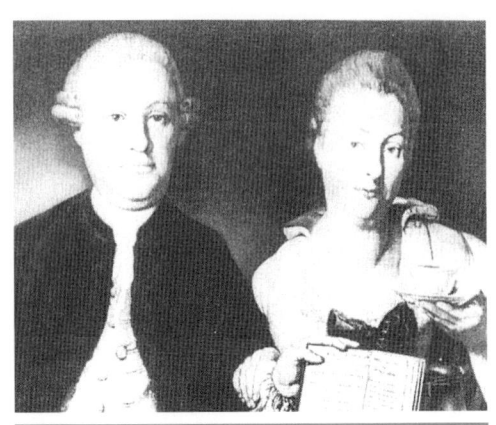

図 1-5 Joseph Leopold Auenbrugger（1722〜1809）は Inventum Novum（新発見）を発表して表彰された。右は表彰者のオーストリア女帝 Maria Theresia，コーヒー茶碗を手にしている。（文献 1 より引用）

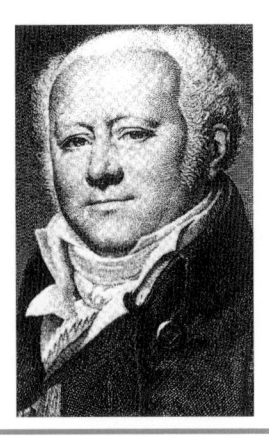

図 1-6 Napoleon 皇帝の侍医であり，Laënnec RTH の師であった Jean Nicolas Corvisart（1755〜1821）（文献 3 より引用）

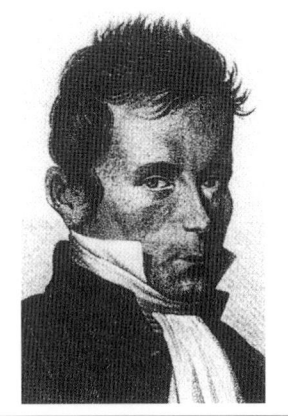

図 1-7 聴診器を発見したパリ大学教授の René Théophile Hyacinthe Laënnec（1781〜1826）（文献 3 より引用）

ン大学（**図 1-3**）へ殺到し，円形階段講堂（**図 1-4**）は溢れるほどの超満員となったのである。隣接して建っていた教会の窓から，修道女たちが何ごとが起こったのかと驚異の眼（まなこ）を向けて眺めていたという。これが今日でいう臨床病理示説 CPC の嚆矢である。

Boerhaave のもう一つの功績は，前述のごとくヨーロッパ全土から参集した医師留学生たちの教育に心血を注ぎ，数多くの秀才を育成したことである。そして Boerhaave は 18 世紀ヨーロッパにおける医師の半数を教えた偉大な医学教育者である。なかでも，エジンバラ学派を築いた Alexander Monro Primum（1697〜1767），ゲッチンゲン学派を築いた Albrecht von Haller（1708〜1777），およびウィーン学派を創設した Gerhard van Swieten（1700〜1772）は傑出した逸材であった。特にオーストリア女帝 Maria Theresia（**図 1-5**）の招きでウィーンに赴いたウィーン大学教授 van Swieten の薫陶を受けた秀逸な弟子の Joseph Leopold Auenbrugger（1722〜1809）（**図 1-5**）は，"Inventum Novum"「新発見」を発表して，胸部の打診法を確立したのである。当時，フランスの名医で Napoleon 皇帝の侍医であった Jean Nicolas Corvisart（1755〜1821）がこの打診法に注目してフランス語に翻訳したために，打診法は一躍ヨーロッパ全土に広まっていったのである。

前置きがいささか長くなったが，その理由は打診法と聴診法は診断学にとって密接な関係を有し，これを語らずして近代臨床医学を論ずることはできないからである。すなわち，Auenbrugger による打診法の発明と普及があったからこそ聴診器の発明と聴診法による新しい診断法が見いだされたのである。そして聴診法は打診法と密接な関係をもちながら，診断学における重要な診察法として今日まで歩んできたのである。聴診器は，Corvisart（**図 1-6**）の最も優れた弟子で，この時より 20 年遅れてフランス医学界に彗星のごとく登場した René Théophile Hyacinthe Laënnec（1781〜1826）（**図 1-7**）によって発明され，近代臨床医学の発展に大きく寄与したのである。Laënnec は子供の遊びにヒントを得て，中に穴を開けた円筒型の単耳型聴診器（**図 1-8**）を作成し，ギリシア語の胸 $\sigma\tau\epsilon\theta o\sigma$（stethos）にちなんで stethoscope と命名した。Laënnec は最初，耳を直接胸壁に押しつけて聴く直接法（**図 1-9**）を行っていたが，聴診器を発明してからは聴診器を用いて診察する間接聴診法を行うようになった。1819 年に「間接聴診法」および「肺臓と心臓の病気の診断法」を著し，聴診法を確立していったのである。そのなかで肺疾患に関しては，肺胞呼吸音，気管支呼吸音，ラ音，空壺性共鳴音，罎壺性共鳴音，声音振盪，山羊声音，鈴音などの呼吸音についてさまざまな形容を用いた呼称を詳細に記載している。一方，心疾患については I 音，II 音の心音に関して触れているが，

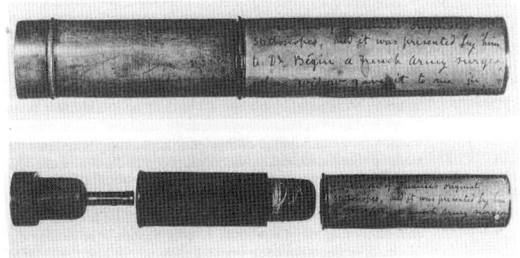

図1-8 Laënnec RTHが考案したオリジナルの聴診器（文献3より引用）

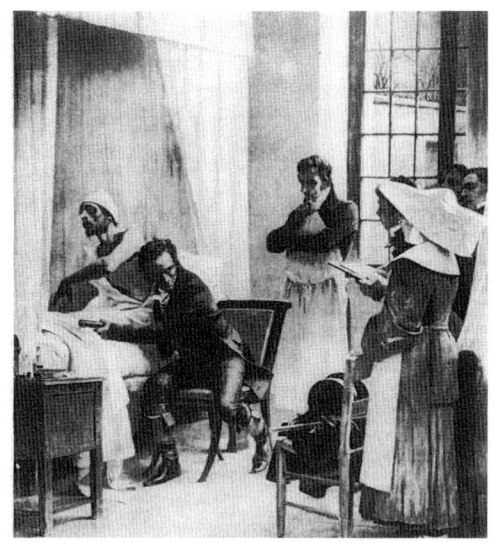

図1-9 Laënnec RTHによる直接聴診法
耳を直接胸壁に押し当てて聴診を行う方法。左手に聴診器を持っている。（文献1より引用）

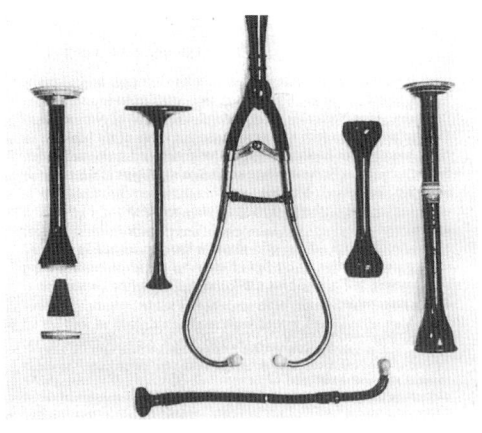

図1-10 19世紀に登場したいろいろな種類の聴診器（文献3より引用）

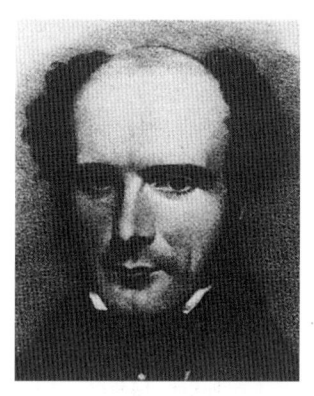

図1-11 James Hope（1801～1841）
19世紀初頭，St. George病院の名医で，聴診法の大家として斯界に名声を博した。（文献3より引用）

II音を心房性のものと誤った解釈をし，前収縮期雑音の意義を理解せず，また拡張期吹鳴性雑音については過大評価をしている。しかし，Laënnecの著書のなかでは聴診法の重要性を説きながらも，恩師に当たるCorvisartから学んだ視診法，触診法，打診法についても詳しく触れ，診断的価値あるものとして論じているのは流石というべきである。

19世紀は聴診器黄金時代 golden age of stethoscope といわれている。聴診器の発明は心肺臓器に関連する疾患の診断に革命的な変容をもたらしたのである。そして，いろいろな種類の聴診器が考案され（図1-10），医療の現場は疾患の新しい診断法を開発しようという雰囲気が漲り，俄に活気を帯びてきたのである。このようにして19世紀前半には聴診診断の研究に心血を注ぐ医師が数多く輩出したのである。しかし，心臓疾患から発生する雑音や複雑な心音の正確な解釈は容易なことではなく，当時としては誤りも少なくなかった。19世紀に活躍した聴診の草分けのなかから特に秀抜な先駆者を選んで解説してみたい。

James Hope（1801～1841）はイギリスにおける聴診法の開拓者の一人である（図1-11）。Hopeは僧帽弁狭窄症 mitral stenosis（MS）の拡張期雑音に振顫を伴うことを記載し，また僧帽弁狭窄症において夜間に突然喘鳴を伴って発症する呼吸困難発作を詳細に観察して心臓喘息と命名している。Hopeについて忘れてならないことがもう一つある。ロンドンのあるパン屋の主人が重い粉袋を担ぎ上げた途端，胸部の激痛を訴えて昏倒した。その患者を診察すると前胸部に連続性雑音を聴取したが，その場で疾患の診

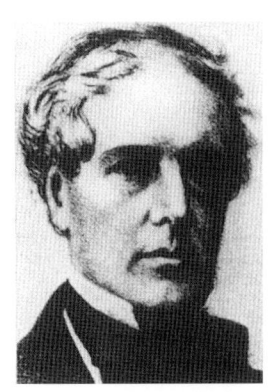

図 1-12 Sir Dominic Corrigan（1802～1880）
大動脈弁閉鎖不全症における Corrigan pulse で有名である。（文献3より引用）

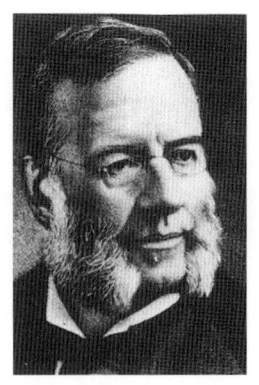

図 1-13 Austin Flint（1812～1886）
大動脈弁閉鎖不全症における相対的僧帽弁狭窄の拡張期雑音 Austin-Flint 雑音でよく知られている。（文献3より引用）

断には至らなかった。その後，死亡した患者を剖検すると右室流出路に発生した Valsalva 洞動脈瘤の破裂であることを確認し，それを報告した。Hope は Valsalva 洞動脈瘤破裂 ruptured aneurysm of the sinus of Valsalva に関する世界最初の報告者となったのである。

Hope とほぼ同じころに活躍したアイルランドの医師に Dominic Corrigan（1802～1880）がいる。Corrigan（図 1-12）は，bruits de soufflet を動脈の spasm であると提唱する Laënnec の考えに対して異を唱え，血液の流動による振動であると主張したことはあまり知られていないが，大動脈弁逆流症 aortic regurgitation（AR）における特徴的な脈搏動は Corrigan 脈として広く知られている。

Hope と Corrigan よりやや遅れて登場したのが，アメリカの医師 Austin Flint（1812～1886）である（図 1-13）。大動脈弁閉鎖不全症（aortic insufficiency）の病因としてリウマチの他に梅毒があり，大動脈弁の炎症によって大動脈弁が破壊され，大動脈から左室へ血液の逆流が生じることを明らかにした。1862 年には，"On Cardiac Murmur" を上梓した。しかし，Austin Flint を有名にしたのは大動脈弁逆流症にみられる相対的僧帽弁狭窄の Austin Flint 雑音である。

すでに述べたごとく，19 世紀後半から 20 世紀初頭にかけてはいろいろな聴診器が考案されるとともに聴診法はますます盛んとなり聴診器全盛時代を迎えたのである。

20 世紀に入ると，心電図の開発に始まり心音図や脈波が開発されたことによって，心音，心雑音の所見をより正確に，より詳細に，またより客観的に記録することが可能になったのである。しかし，20 世紀初頭は聴診法の成熟期であり，心音・心雑音の研究報告が心音図を駆使して熱心に続けられてきたのである。そのなかから重要かつ有名なものを列記してみる。

1900 年イギリスの医師 George Alexander Gibson は動脈管開存症 patent ductus arteriosus（PDA）における連続性雑音 continuous murmur の特徴について報告を行った。その結果，PDA の連続性雑音は Gibson's murmur として知られている。また，1907 年には心室充満音であるⅢ音（third sound）を報告している。

1907 年イギリスの医師 Carey Frederic Cooms は健常者にみられる柔らかい性質の機能性心雑音 functional murmur を発表している。さらに 1909 年イギリスの医師 George Frederic Still は機能性雑音 functional murmur のなかで楽音様 musical の音質が著明な Still's murmur を報告している。

1915 年イギリスの医師 Thomas Lewis は僧帽弁狭窄症について心房収縮による前収縮期雑音 presystolic murmur を報告している。

1925 年フランスの医師 Louis Gallavardin は大動脈弁狭窄症 AS において，大動脈弁狭窄部における一つの発生源から生じた雑音が 2 ヵ所の聴診部位で音

質の相異なる雑音として聴かれる雑音の解離現象が生じることを記述している。雑音の解離現象とは大動脈弁領域では粗雑な収縮期駆出性雑音として聴取され，心尖部では楽音様の収縮期駆出性雑音として聴取される現象のことである。

1946年メキシコの心臓医 Rivero-Carrvallo JM は三尖弁逆流 TR における収縮期逆流性雑音 systolic regurgitant murmur が吸気性に増強するという特徴について報告している。

20世紀中頃になると心エコー法が開発され，それが医療の現場に普及してルーチン検査になり，画像診断の全盛時代を迎えたのである。その結果，聴診法を駆使できない若手医師が聴診のみでは診断がつけられずに，心エコーの結果をひたすら待ち続けるという哀しい姿が窺われるのである。

しかし最近では聴診によるベッドサイド診断が見直され，聴診力を身につけようと努力している若手医師，学生あるいは臨床検査技師などが散見されるようになった。

このような背景から「第19回赤城心エコー研究会」において「心臓の聴診法－聴診でどこまで分かるか」というタイトルで講演を行ったのであるが，本書はその原稿をもとにして，教科書的でなく，「理論と実際」に即した形で，図説としてまとめたものである。

参 考 文 献

1-1) Bettman OL. A pictorial History of Medicine, Charl C. Thomas Publisher, 1979.
1-2) Lyons AS, Petruchell RG II. Medicine An Illustrated History. Harry N. Abrams Inc., Publisher. 1978.
1-3) Baldry PE. Battle Against Heart Disease. Cambridge University Press. 1971.

第2章　心臓血管の聴診

　心臓血管の聴診の目的は，いうまでもなく心臓疾患，血管疾患の正しい臨床診断をすばやく行うことである。正しい臨床診断は，視診 inspection，触診 palpation，打診 percussion を経て聴診 auscultation を行い，正確な身体所見を把握して，その診断を臨床検査によって確認するという手順で行うのである。丁寧な診察を行うことは患者と医師の密接な communication を育成していく。正確な聴診所見を取得するには，適切な聴診器を用いて，適正な聴診部位を選定し，心音・心雑音を詳細に聴取するという聴診法の原則に則って実施することである。聴診法は短い時間で診断できるだけでなく，患者に苦痛を与えることなく，身体的・精神的ならびに経済的な無用の負担をかけないという大きな利点がある。

1　聴　診　器

　聴診器には単耳型 monoaural と双耳型 biaural がある。Laënnec が考案した聴診器は木製円筒形の単耳型であったが，今日一般的に広く用いられている聴診器は双耳型である。双耳型聴診器には種々のタイプがあるが，比較的よく用いられている聴診器は Littman タイプと Rappaport-Sprague タイプである（**図 2-1**）。双耳型聴診器は，いずれも採音部 chest piece および挿耳部 ear piece とその両者を繋ぐチューブからなる。採音部にはベル型 bell type と膜型 diahragm type があり，前者は低音領域を聴診するのに適し，後者は高音領域を聴診するのに適している。採音部と挿耳部を繋ぐチューブの長さは 25〜30cm，聴診器の全長としては約 50cm 程度のものが妥当とされている。

2　聴　診　部　位

　聴診 auscultation は，通常心臓前部領域 precordial area の聴診部位（**図 2-2**）について行うが，必要に応じて頸動脈領域 carotid area，鎖骨下領域 subclavicular area，腋窩領域 axillary area，心窩部 epigastral area などの周辺領域や背部についても聴診を行い，臨床診断を正確に実施していくべきである。聴診部位 auscultation area について，LSB は left sternal border，RSB は right sternal border の略語である。聴診を始める前に心尖拍動 apical impulse の位置を確認しておくことが大切である。

【通常の聴診部位】

　①大動脈領域 aortic area：第 2 肋間胸骨右縁（2RSB）

　②肺動脈領域 pulmonary (pulmonic) area：第 2 肋間胸骨左縁（2LSB）

　③三尖弁領域 tricuspid area：胸骨下端部領域

　④僧帽弁領域 mitral area（心尖部 apex）：第 5 肋間鎖骨中線（心尖拍動）

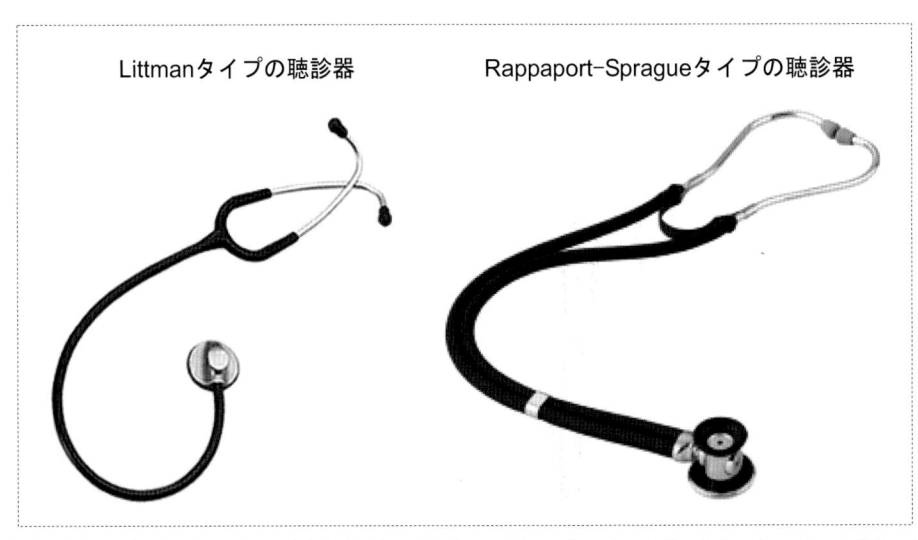

図 2-1　Littman タイプ（左）と Rappaport-Sprague タイプ（右）の聴診器

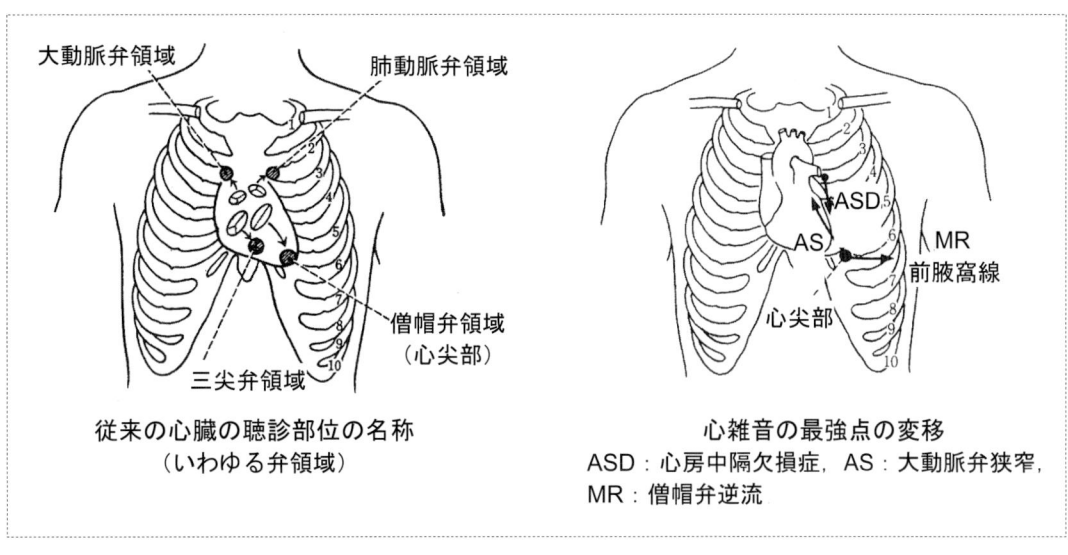

図 2-2　心臓前部領域の聴診部位

⑤Erb 領域 Erb's area（副大動脈領域）：第 3 肋間胸骨左縁（3LSB）

⑥LLSB（left lower sternal border）：第 4 肋間胸骨左縁（4LSB）

⑦前腋窩線心尖部レベル anterior axillary line：第 5 肋間前腋窩線

　肺動脈弁領域と三尖弁領域は解剖学的に弁口部位に近いが，大動脈領域と僧帽弁領域はいずれも解剖学的弁口部位とは隔たっている。また，大動脈硬化に伴う蛇行や延長，肺動脈の拡大・延長および心臓の拡大や肥大に伴う心臓の変位によって，聴診部位の位置は変動する。

3　聴診の手順

1）聴診は心尖部から始める

　心尖部から聴診を始める理由はⅠ音の性状を正確に把握したいからである。そして，房室弁閉鎖によって生じるⅠ音は心機能の状態を最もよく反映する指標の一つだからである。しかも心尖部でⅠ音が最もよく聴取され，その音質や音量を最もよく識別できるからであり，また移行聴診 inching の出発点としても適しているからである。さらに，心尖部で聴取されるⅠ音が他の心音を評価する基準としても適しているからである。

2）Ⅰ音を聴く

　すでに述べたごとく，鮮明な心尖部Ⅰ音は心臓の状態を把握するのに極めて有用なバロメータとなる。たとえば，力強い鮮明な心尖部のⅠ音は，左心機能が良好で，適切な心拍出量が駆出されている証であり，また CABG や PCI 直後の LAD 血流が確保され，左室前壁や前乳頭筋の収縮がよく保たれていることを示唆するからである。逆に心尖部Ⅰ音の減弱は，LAD 血流の低下により左室前壁や前乳頭筋の収縮不全を示唆しているからである。また心膜液や胸水の貯留を窺わせ，僧帽弁病変による弁尖の接合不全 coaptation failure や，房室弁閉鎖速度の低下などを疑わせる証拠にもなりうるからである。

3）移行聴診

　心尖部でⅠ音を確認したら，移行聴診 inching により LLSB および Erb 領域（心基部）から肺動脈領域へと胸骨左縁を上方へ向かって移行し，次いで大動脈領域，三尖弁領域へと胸骨右縁を下方へ向かって移動する。疾患によっては心窩部，前腋窩線，鎖骨下，鎖骨上窩，頸動静脈領域にも移行する。聴診でⅠ音とⅡ音を確認すると同時に，心音の性状（亢進，減弱，分裂，音量，持続，遅れ）を識別する。次いで，Ⅲ音，Ⅳ音，房室弁開放音 atrioventricular valve opening snap などの拡張期過剰心音，および収縮中期クリック midsystolic click，駆出音 ejection sound などの収縮期過剰心音の有無を確認し，さらに心外性音 extracardiac sound の有無をも見極める。特に奔馬調律 gallop rhythm の場合は心音の同定が難

しいので，注意深く丁寧に聴診すべきである。また，奔馬調律においては頻脈となって拡張期時間 diastolic interval が短縮して，しばしば収縮期時間 systolic interval より短い場合があるので，過剰心音を聴き逃さないように注意して聴診すべきである。

4）Ⅱ音を聴く

Ⅱ音の聴診は心基部で行う。心基部 cardiac base は肺動脈領域 2LSB または Erb 領域 3LSB に相当するが，この領域でⅡ音が最も明瞭に聴取されるからである。Ⅱ音は肺動脈成分ⅡPと大動脈成分ⅡAからなり，通常ⅡPはⅡAのなかに含まれ，音量が大きいⅡAがⅡ音として聴かれるのである。Ⅱ音はⅠ音よりやや調子が高く，持続が少し短い。Ⅱ音の聴診において大切なことは，Ⅱ音の亢進と分裂および減弱である。

①Ⅱ音の亢進は大動脈圧や肺動脈圧の影響を受け，高血圧症や肺高血圧症の際に聴取される。したがって，心基部におけるⅡ音の亢進を確認することによって高血圧症や肺高血圧症の診断が可能である。

②Ⅱ音の分裂は左右心室駆出時間の較差，心拍出量の左右差，脚ブロックなどの心室内伝導時間の相違に影響される。

③Ⅱ音が減弱する場合は右心側では肺動脈弁狭窄，Fallot 四徴症のⅡPが減弱し，ⅡAの減弱は大動脈弁狭窄症や心室性期外収縮の場合に認められる。

また，Ⅱ音の音質の変化を聴診することも重要である。

第3章　正 常 心 音

1　心音の種類

心音には，1）弁閉鎖音，2）弁開放音，3）心室充満音，4）駆出音，5）心外性音の5種類がある。

1）弁閉鎖音 valve closing sound

弁閉鎖音には房室弁閉鎖音と半月弁閉鎖音がある。

（1）房室弁閉鎖音 atrioventricular valve closing sound

房室弁閉鎖音はⅠ音の主成分であり，通常は僧帽弁成分と三尖弁成分が重なり合って一つの心音として聴かれるが，ときに両成分が割れてⅠaとⅠbに分裂して聴かれることがある。

（2）半月弁閉鎖音 semilunal valve closing sound

半月弁閉鎖音はⅡ音の主成分であり，通常は大動脈成分ⅡAと肺動脈成分ⅡPが重なり合って一つの心音として聴かれるが，しばしば両成分が割れて分裂して聴かれることがある。

2）弁開放音 valve opening snap（OS）

弁開放音には房室弁開放音と半月弁開放音がある。後者は音量が小さく聴き取ることはできない。房室弁開放音は房室弁が開放する際に生じる短くて鋭い音である。「snap」の意味は「"パチン"と鳴る」という意味である。板にゴム紐を結んで引っ張り，ゴム紐を離すと板の表面にぶち当たり，"パチン"と音をたてる，というように，"パチン"，"ビシッ"，"カチッ"という意味で，スナップ写真をとる snap-shot も同じ意味である。僧帽弁開放音 mitral valve opening snap（MOS）と三尖弁開放音 tricuspid valve oppening snap（TOS）がある。通常はⅡ音のなかに含まれて聴くことはできないが，下記の①，②の場合は OS の発生がⅡ音から遅れるので聴取できる。

（1）僧帽弁開放音 MOS

僧帽弁狭窄症で聴かれるが，パチンという感じの短い鋭い音である。弁石灰化を伴うと MOS は消失する。

（2）三尖弁開放音 TOS

三尖弁狭窄症で聴かれるが，MOS に比してやや低調である。

3）心室充満音 ventricular filling sound

拡張期の急速流入期の心室充満音と拡張末期の心房収縮による心室充満音がある。

（1）急速流入期の心室充満音

心室の血液吸い込みによって心室充満をきたす際に生じる心音で，Ⅲ音と呼ばれる。

心室充満音は心房の血液が心室に急速充満する際に発生する音である。弁閉鎖音に比べてピッチが低い。

（2）心房収縮による心室充満音

拡張末期に心房収縮により心房から心室に血液を押し込む心室充満音で，Ⅳ音または心房音と呼ばれる。

4）駆出音 ejection sound（Ej）

収縮早期に駆出された強大な流速の血液により，半月弁が突然開放を停止するため大血管が急激に伸展されて生じる高調な鋭い音である。大動脈性駆出音 pulmonary ejection sound と肺動脈性駆出音 aortic ejection sound がある。

（1）大動脈性駆出音

多くはⅡAの亢進を伴い呼吸の影響を受けない。大動脈弁狭窄，大動脈二尖弁などでみられる。

（2）肺動脈性駆出音

呼気時に出現し，胸骨左縁に限局し，肺動脈弁狭窄症でみられる。

5）心外性音 extracardiac sound

心臓と心膜の接触によって生じる音。急性心膜炎の心膜摩擦音 pericardial friction rub や慢性収縮性心膜炎でみられる心膜叩打音 pericardial knock sound などがある。

（1）心膜摩擦音 pericardial friction rub

急性心膜炎，開心術直後，心タンポナーデの回復期などにおいて，心膜液が減少してくると心膜と心外膜が擦れ合い心膜摩擦音を発生する。

（2）心膜叩打音 pericardial knock sound

収縮性心膜炎 constrictive pericarditis（Pick 病）において，拡張早期の心室拡張が堅い心膜によって急激に遮断されるので，堅い心膜を内側から叩く感じ

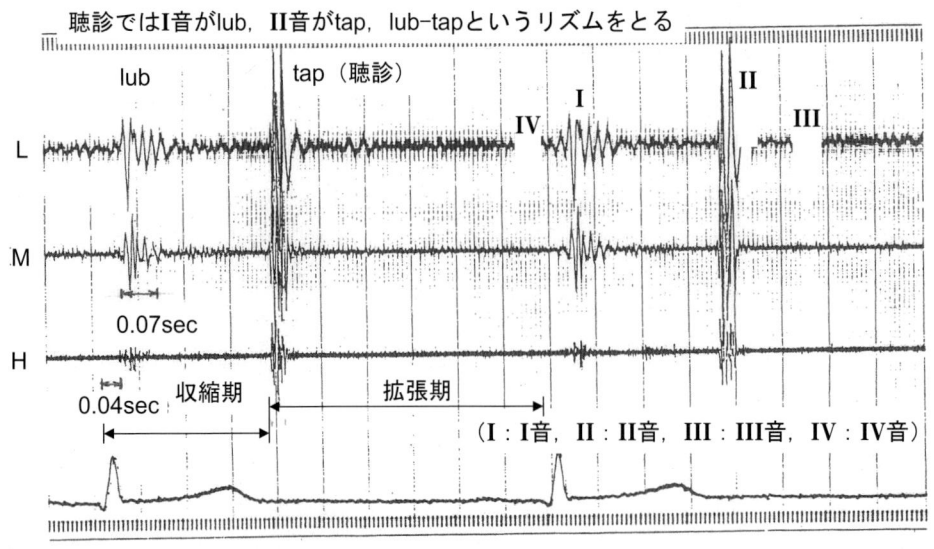

図 3-1 健常者の心音図（Ⅲ音，Ⅳ音は記録されているが聴診では聴かれない）

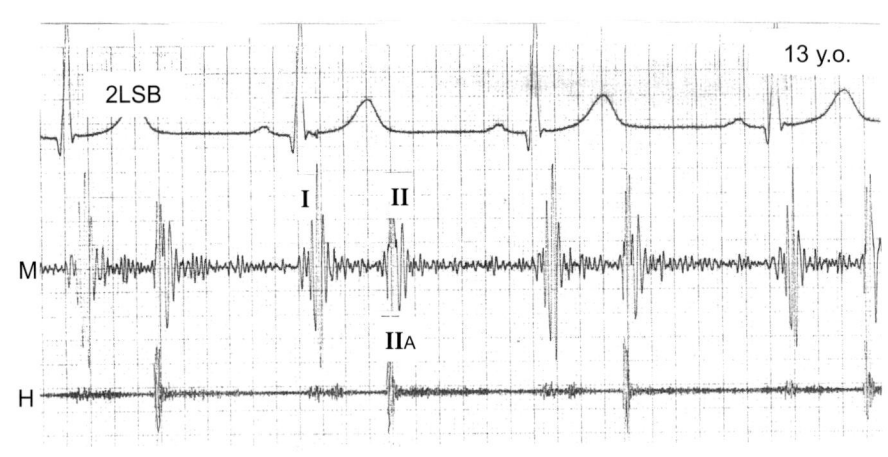

図 3-2 13歳，男子の正常Ⅰ音と正常Ⅱ音大動脈成分ⅡAを認める。

に発生する。

2　正常Ⅰ音

1）Ⅰ音の音響成分

Ⅰ音 first heart sound は lub-tub の lub に相当し，単純な振動ではなく周波数も音量も異なる数個の振動群よりなり，音響学的には一種の雑音であり，かつⅡ音よりピッチがやや低い。また，Ⅰ音は振動数も振幅も全く異なる前節，主節および後節の3成分からなり，その開始は心室の機械的収縮と同時に始まり，心電図ではQ波の0.01～0.03sec後に起こり，R波にまたがってRの直後に終わる。従来の報告をみるとQ-Ⅰ時間は0.03～0.065sec（平均0.05sec）であり，またⅠ音の周波数は30～150cpsで，主節は40～150cpsと比較的振動数が高く，振幅の大きな振動群であり，前節と後節は主節より低い25～40cps程度の振動群である。Ⅰ音の持続時間は報告者によって若干異なり，また年齢によっても異なる。それらを総合してみると持続時間は0.02～0.06sec（平均0.034sec）程度である（図3-1）。

2）Ⅰ音の発生機序

すでに述べたごとくⅠ音は複雑な振動群で，その成分は数種の因子からなる。前節は心室収縮開始時における心室筋や乳頭筋の緊張，収縮，形状の変化

によって発生する振動群である。主節はⅠ音として聴取される大きな振動群で，心室の等容収縮期の開始時，および心房-心室圧較差の逆転する時期に一致し，房室弁閉鎖が主たる振動源である。後節は主節に続いて生じる低周波で小さな振動群であり，半月弁閉鎖後の血液駆出開始時に大血管基始部の急峻な伸展によって生じる血液渦流によるとみなされている。

3　正常Ⅱ音

1）Ⅱ音の音響成分

Ⅱ音 second heart sound はⅠ音の lub に対して dub or tab と形容されるようにⅠ音よりやや調子が高く，持続はⅠ音より短い。通常，心基部つまり第2肋間胸骨左縁2LSB〜第3肋間胸骨左縁3LSB（Erb領域）で最強のことが多い。従来の心音研究によるとⅡ音の周波数はⅠ音より若干高く70〜150cpsで，持続時間は0.01〜0.03sec で明らかにⅠ音より短いとされている。Ⅰ音と同じく年少者は年長者より短く，音量は思春期に最大となる。すでに述べたようにⅡ音の強さは肺動脈領域やErb領域で最大であることが多く，最大となる要因はⅡ音大動脈成分ⅡAの音量である（図3-2）。

2）Ⅱ音の発生機序

Ⅱ音もⅠ音と同様に前節，主節，後節の3成分からなる。前節は1〜2個の低い周波数の振動で拡張期の心室弛緩および心室圧下降の開始に一致し，拡張早期 protodiastole の開始に一致して始まる。振動源は半月弁閉鎖の開始に一致して発生するが，半月弁付近の血液渦流によって発生する血管性振動であるといわれている。血流方向が逆転することも関係する振動群である。主節は振動数の高い，振幅の大きな振動群で，Ⅱ音の主振動であり聴診の対象となる。主節の発生機転は半月弁閉鎖に伴う弁の強い伸展およびこれによる大血管壁ならびに血液柱の振動である。すなわち心室弛緩開始とともに左室圧が大動脈圧より低下し，また大動脈圧の急下降による短時間の血液逆流に伴い半月弁に強い伸展が生じる。後節は主節に続く小さい振動群で，弁閉鎖後に生じる大血管壁と血液柱の振動で，生理的房室弁開放も含まれるが通常聴き取れる音量ではない。

4　聴診による心音の識別

心尖部で聴診したⅠ音と心基部で聴診したⅡ音から心音の性状を把握して，下記の要領で心音の正常と異常を識別し，さらに過剰心音や心外性音を聴診して鑑別していく。

1）Ⅰ音とⅡ音の心音の性状変化
亢進，減弱，分裂，音質変化，持続延長，発現の遅れ

2）収縮期過剰心音
大動脈駆出音，肺動脈駆出音，収縮期クリック

3）拡張期過剰心音
拡張早期心室充満音（Ⅲ音），心房音（Ⅳ音），僧帽弁開放音，三尖弁開放音

4）収縮期異常心音
帆張音 sail sound，偽駆出音 pseudoejection sound，大動脈衝撃音 aortic thudding sound

5）拡張期異常心音
拡張早期過剰心音 protodiastolic extra sound（PES），腫瘍プロップ tumor prop

6）人工弁音（機械弁音，生体弁音）
僧帽弁置換，大動脈弁置換，三尖弁置換などで聴かれる。

7）心外性音
心膜摩擦音，心膜叩打音

5　心音と心時相の関係

心時相と各種心音の関係については，それらを一括して図3-3にまとめた。心音は，収縮期の心音と拡張期の心音に分けられる。

1）収縮期の心音

収縮期開始を電気的心室の収縮開始とすれば，収縮期は心電図Q波に始まってⅡ音開始までの時間である。Ⅰ音は心室の機械的収縮の開始と同時に始まる。したがってⅠ音は収縮期に含まれ，収縮期の心音ということになる。収縮期の心音は下記のようになる。

（1）Ⅰ音
（2）駆出音（Ej）

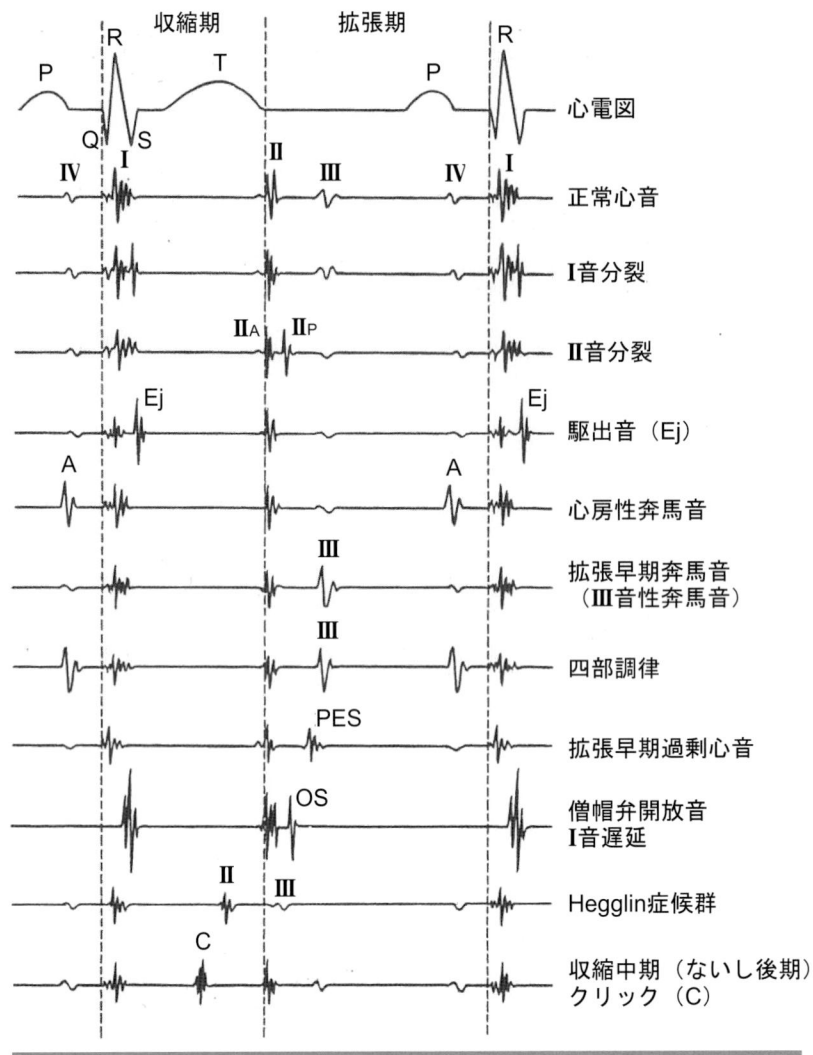

図 3-3 心時相と各種心音
Ⅰ：Ⅰ音，Ⅱ：Ⅱ音，Ⅲ：Ⅲ音，Ⅳ：Ⅳ音，C：クリック（click），OS：opening snap（弁開放音），PES：protodiastolic extrasound

(3) クリック（C）
(4) Hegglin 症候群のⅡ音

2）拡張期の心音

収縮期の終了と同時にⅡ音が始まるので，Ⅱ音の開始から，Q 波の発現までが拡張期となる。したがってⅡ音は拡張期に含まれ，拡張期は心電図 Q 波で終わる。拡張期の心音は下記のようになる。

(1) Ⅱ音（大動脈成分ⅡA，肺動脈成分ⅡP）
(2) Ⅲ音（心室充満音 ventricular filling sound）
(3) 拡張早期過剰心音 protodiastolic extra sound（PES）
(4) 房室弁開放音（僧帽弁開放音 MOS，三尖弁開放音 TOS）
(5) Ⅳ音（心房音 atrial sound）

第4章　心音の異常

心尖部を聴診すると，鈍い感じのⅠ音，ややピッチが高く，短い持続のⅡ音が聴かれる。心拍数が正常ならば，収縮期は拡張期より常に短い。心拍数が頻脈となり，120bpm（beats per minute）程度に増加すると収縮期と拡張期の時間はほぼ等しくなり，心音の音調も変化する。心拍数が120bpmを越える頻拍となれば，拡張期時間が収縮期時間より短縮し，Ⅰ音とⅡ音が亢進して，心音の異常が生じる。これは，血中カテコールアミンの上昇によって惹き起こされた変化である。心音の異常としては，分裂，亢進，減弱，音質変化，タイミング異常などがあげられる。

1　Ⅰ音の異常

1）亢進 accentuation

Ⅰ音の亢進の主因は音量の増大である。音量の増大には，弁の物理的性状，弁の位置，房室弁の閉鎖速度，心房および心室収縮の強さ，血流動態の大きさ，振動伝達能の大きさなど多くの因子が関係する。

（1）頻脈・PR短縮（PR≦0.14sec）

房室充満時間短縮による血液の心室流入速度の増大，心室収縮直前の心房収縮による房室弁の急激な

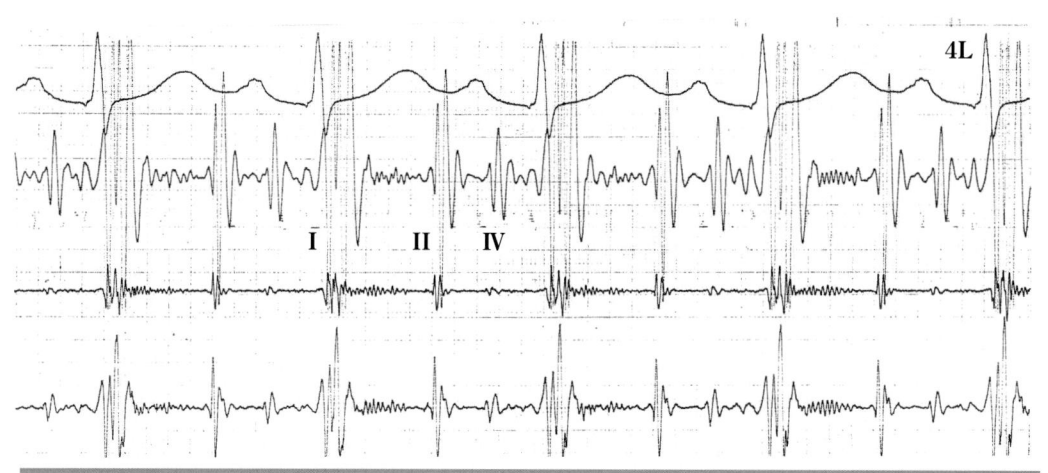

図4-1　頻脈（4音性奔馬調）
頻脈におけるⅠ音の亢進，大きなⅣ音を認める。

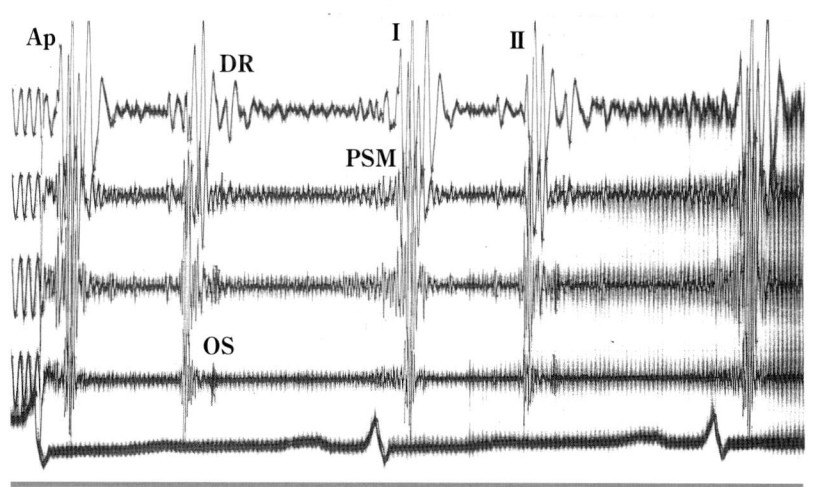

図4-2　僧帽弁狭窄症におけるⅠ音の亢進
ピッチが高いcrescendoなⅠ音である。Ⅱ音の亢進，有響性Ⅰ音と有響性Ⅱ音，前収縮期雑音PSM，拡張期ランブルDR，僧帽弁開放音OSを認める。

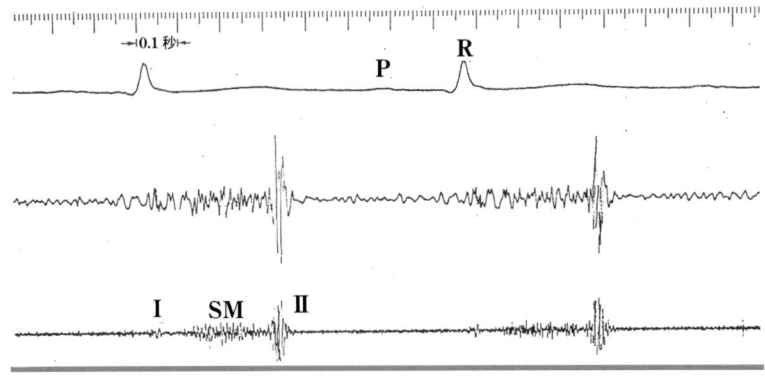

図 4-3　I 音減弱（PR の延長）
I 度房室ブロック，PR：0.24sec＞0.20sec

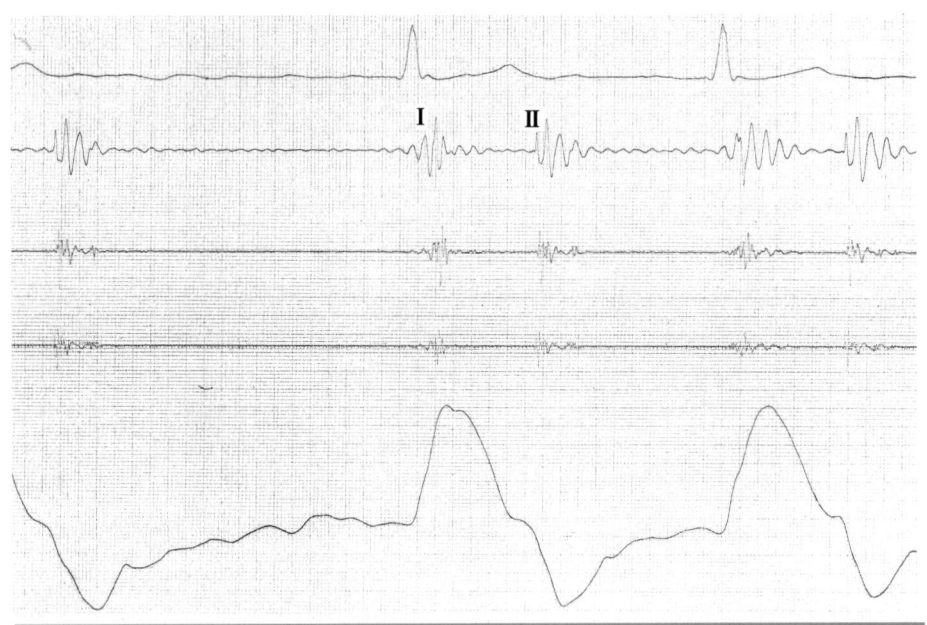

図 4-4　心室収縮低下に伴う I 音減弱
心房細動と左脚ブロック

閉鎖などが亢進の要因となる（図 4-1）。また心房−心室の圧較差が大きく，その圧較差の逆転が急激に生じて房室弁閉鎖速度が強大となる場合も，亢進した強勢 I 音となる。

（2）心拍出量増大

心室収縮亢進，甲状腺機能亢進症，貧血，発熱などにより脈拍が増加し，血流量および血流速度が増大する場合に I 音は亢進する。

（3）僧帽弁狭窄症

僧帽弁の形状変化や弾性変化および左房−左室圧較差の上昇ならびに拡張末期の圧較差の急激な逆転を生じる場合，ピッチが高い cressendo な I 音となる。左房−左室圧較差が増大すれば亢進はいっそう著明になる（図 4-2）。僧帽弁狭窄の I 音は snappy loud と形容される。

（4）振動伝達の増強

straight back，左心膜欠損，漏斗胸，若い女性，痩せ型などの場合には心臓と胸壁の距離が近くなり，音響伝播を妨げる組織が少ないので，音の伝達が増強して I 音が亢進して聴かれる。

（5）負　荷

運動負荷，亜硝酸アミル負荷，カテコールアミン負荷などにおいては心収縮増強，心拍数の増加により心拍出量および血流速度が増強するので房室弁閉鎖速度が上昇して I 音は亢進する。

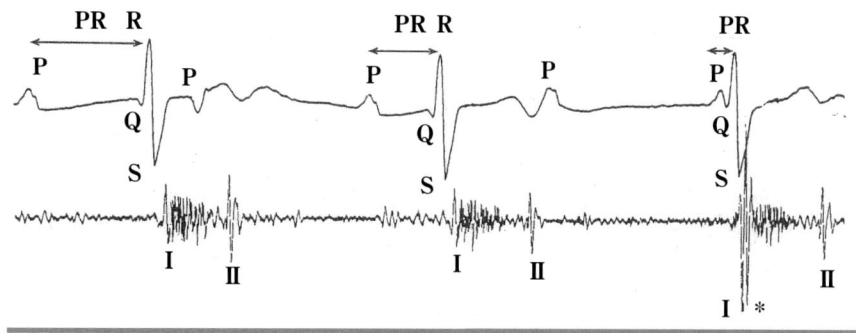

図 4-5 完全房室ブロックにおけるⅠ音の変化
PR 間隔が長いとⅠ音が減弱し，PR 間隔が短縮するとⅠ音が亢進する（*）。

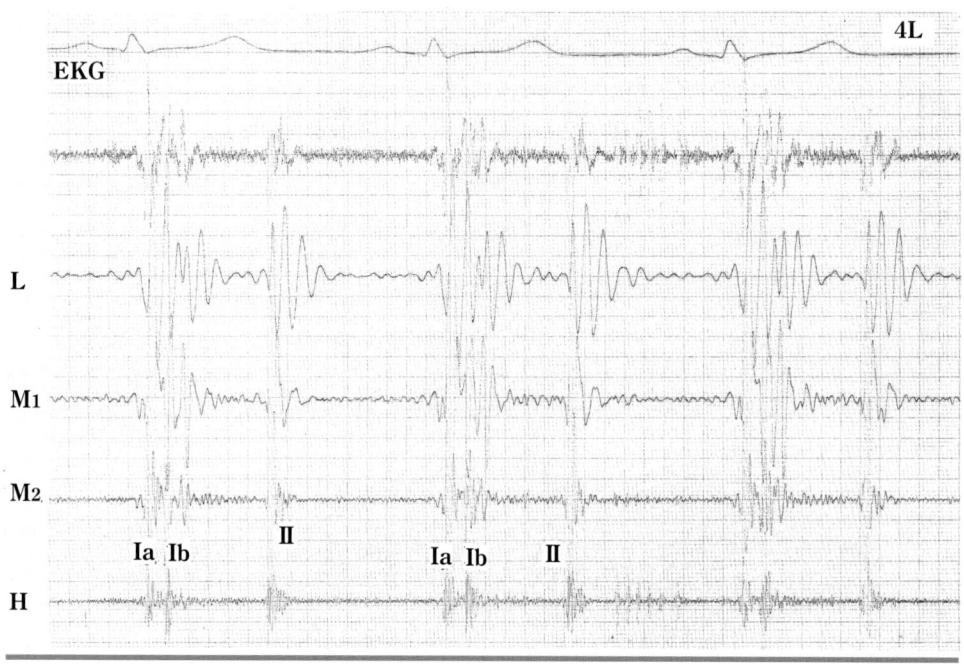

図 4-6 完全左脚ブロックにおけるⅠ音の分裂

2）減弱 diminution

（1）PR 延長（PR≧0.20sec）

房室ブロックで PR 間隔が延長すれば，心房と心室の連繋が弱く房室充満時間が延長（**図 4-3**）するので，心室へ向かう血液の流入速度は低下し，房室弁閉鎖速度が低下してⅠ音は減弱する。また心室性期外収縮 ventricular premature contraction（VPC）が発生した場合も心室内血液量が少なく，心拍出量が減少して血流速度が低下するのでⅠ音は減弱する。

（2）心拍出量減少

甲状腺機能低下症，心室収縮低下（**図 4-4**），前壁心筋梗塞，前下行枝の血流減少，心不全，心筋炎などの場合は，左室前壁および前乳頭筋，さらに心筋全体の収縮能が減弱し，房室弁閉鎖速度が低下するので，Ⅰ音は減弱する。

（3）僧帽弁器官の異常

僧帽弁石灰化，僧帽弁腱索断裂，僧帽弁逸脱，乳頭筋不全などの場合には僧帽弁の閉鎖速度の低下や閉鎖障害のためⅠ音は減弱する。

（4）振動伝達低下

心膜炎，胸膜炎，左気胸，肺気腫，肥満，老年者などの場合には音の伝達能が低下するか，あるいは妨げられるので，心音の胸壁への振動伝達が低下し，Ⅰ音は減弱する。

◎完全房室ブロックのⅠ音

完全房室ブロックでは，心室リズムと心房リズムとの連繋がなく，心房の収縮と心室の収縮は全く独立して起きるので，PR 間隔は短くなったり，長くな

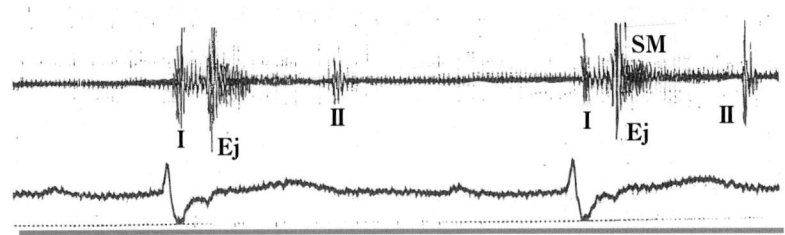

図 4-7　大動脈硬化症にみられた駆出音 Ej
Ⅰ音が分裂しているように聴かれる。

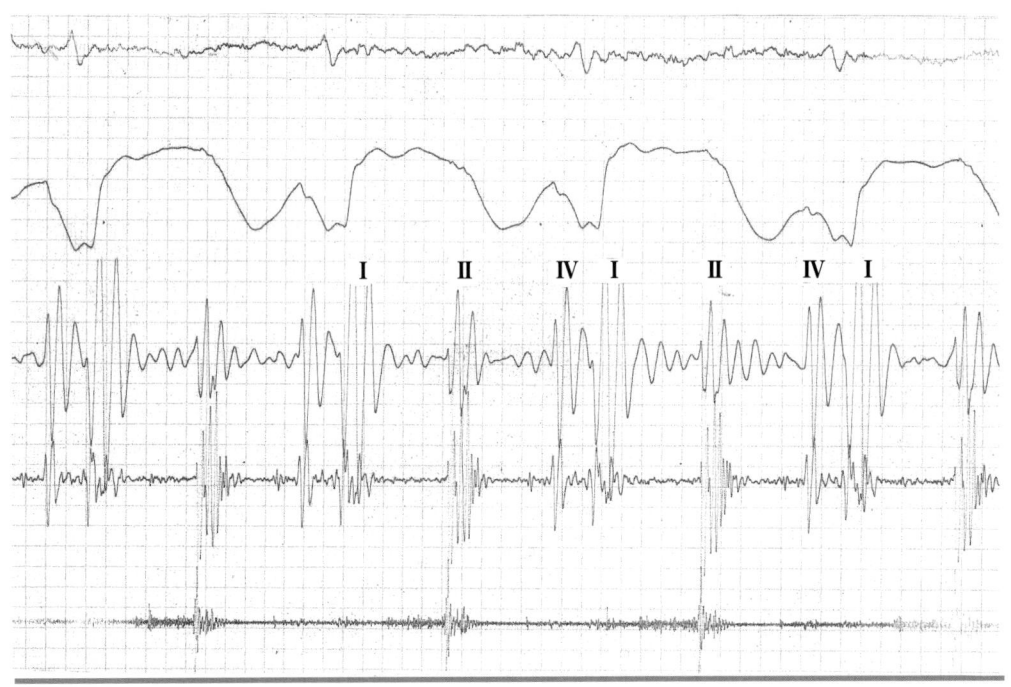

図 4-8　心房音（Ⅳ音）とⅠ音がⅠ音の分裂として聴取される

ったりする。PR 間隔が短縮すると，心房収縮と心室収縮の連繋が密になり，1 回拍出量が増大してⅠ音が強勢となる。特にⅠ音の音量が，巨大となる場合は，大胞音 cannon sound と呼ばれている。PR 間隔が延長すると，心房と心室の連繋が弱くなるので，1 回拍出量が減少してⅠ音は減弱する。すなわち，心拍ごとに心尖部Ⅰ音が強勢となったり，減弱したりする場合は，完全房室ブロックを考えるべきである（図 4-5）。

3）分裂 splitting

（1）僧帽弁性Ⅰ音と三尖弁性Ⅰ音の分裂

左脚ブロックや完全右脚ブロックなどがある場合には，右室の収縮と左室の収縮に時間的ずれが生じるので，しばしば僧帽弁性Ⅰ音と三尖弁性Ⅰ音が分裂して聴取される（図 4-6）。

（2）Ⅰ音と駆出音

大動脈駆出音または肺動脈駆出音を認める場合には，Ⅰ音の後に駆出音が続いて出現するので，あたかもⅠ音が分裂しているように聴かれる（図 4-7）。

（3）心房音（Ⅳ音）とⅠ音

心房圧の上昇に伴い心房収縮が増強し，Ⅳ音が強勢となる場合には，Ⅳ音に続いて発生するⅠ音がⅠ音の分裂のように聴かれることがある。このような場合はしばしば頻脈を呈し，心房性奔馬調を呈する（図 4-8）。

4）持続時間の延長

Ⅰ音の前節開始から大動脈弁開放までの緊張時間 straining time, Anspannungs Zeit（ASZ）が延長すると，Ⅰ音の持続が延長する。大動脈弁狭窄症，僧帽弁狭窄症，高血圧症などにおいてしばしばⅠ音の持

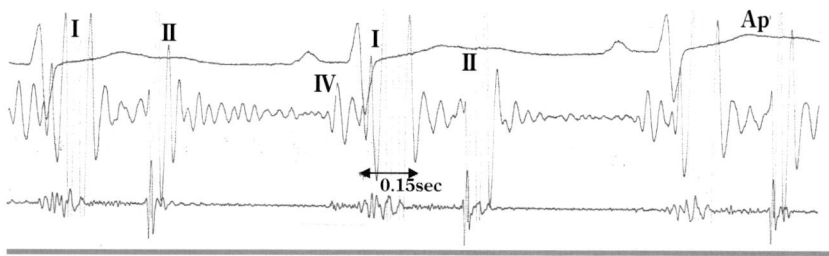

図 4-9　I音の持続延長
I音の持続時間の延長，正常 0.02〜0.06sec を超えて 0.15sec である。

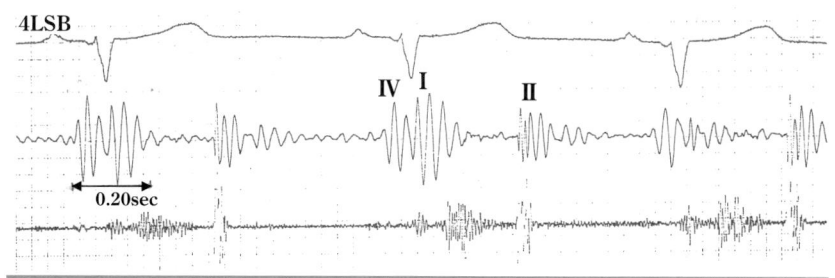

図 4-10　IV音とI音の連続
IV音とI音が連続している場合，I音の持続延長として聴かれる。IV音の始まりからI音の終わりまで 0.20sec と著しく延長している。

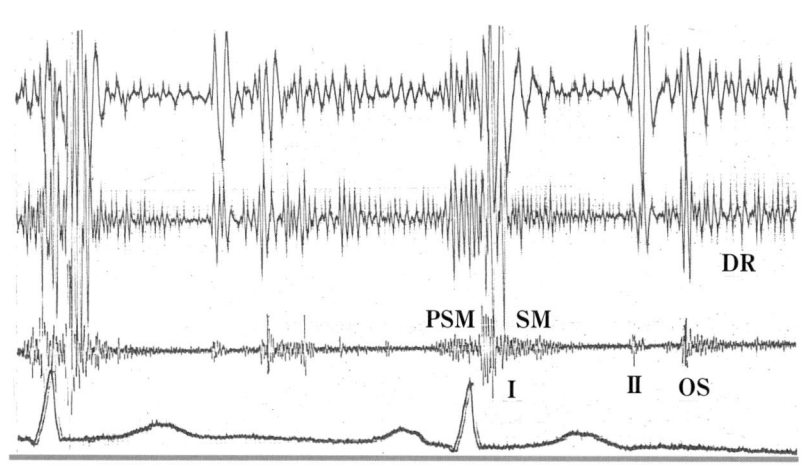

図 4-11　有響性I音
僧帽弁狭窄症におけるI音の亢進。収縮早期雑音 SM を伴い駆出成分が有響性変化している。拡張ランブル DR，前収縮期雑音 PSM および僧帽弁開放音 OS を認める。

続延長がみられる（図 4-9）。また，IV音とI音が連続している場合も，しばしばI音の持続が延長しているように聴かれる。心房負荷のためIV音が増強してI音まで続いている場合にもI音が延長しているように聴かれる（図 4-10）。

5）音質の変化

音質の変化を大きく分ければ，有響性変化と楽音様変化に分けられる。

（1）有響性変化

僧帽弁狭窄症のI音がときとして有響性 booming, klingend の変化を呈し，しばしば収縮早期雑音を伴っていることがある（図 4-11）。

（2）楽音様変化

若年者で，弁が柔軟性を有し，頻拍で心拍出量が

— 17 —

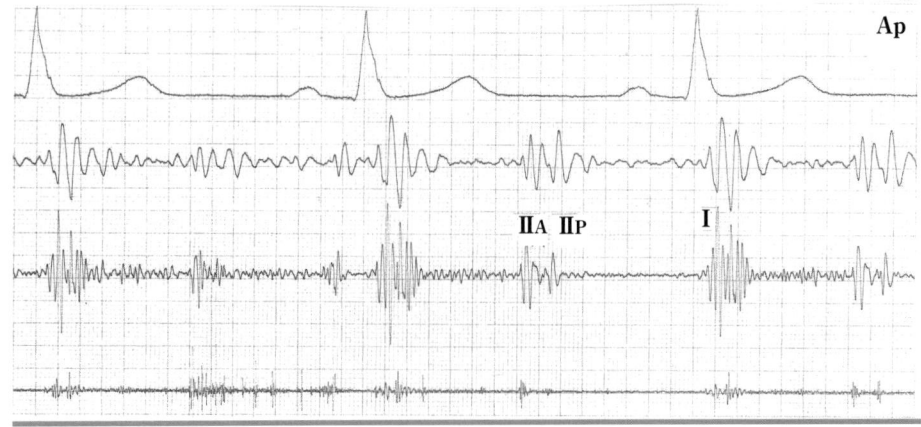

図 4-12　楽音様 I 音
緊張気味の 6 歳男児，心拍数 160bpm。

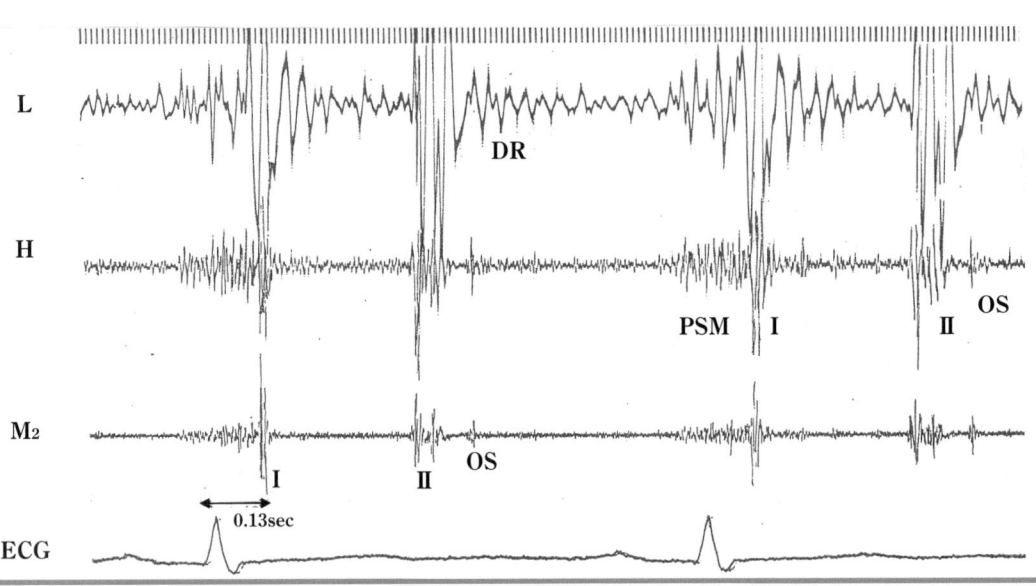

図 4-13　I 音の遅れ（Q-I 時間の遅延）
僧帽弁狭窄症における Q-I 時間の遅延。正常 0.01～0.03sec に比べて 0.13sec と著しく遅延している。

亢進しているとき，楽音様 musical の I 音を呈することがある（図 4-12）。

6）I 音の遅れ（Q-I 時間の延長）

I 音の遅れは Q-I 時間の延長として示される。Q-I 時間の延長は，僧帽弁狭窄症でみられる。左房圧の上昇に伴い，左房圧と左室圧の逆転が遅延するためである（図 4-13）。Q-I 時間の延長は，僧帽弁狭窄のほかに左脚ブロック，左心不全などでもみられる。また，Q-I 時間の延長は，心室の変容時間の遅延，または電気的現象に対する機械的現象の時間的遅れを示している。

2　II 音の異常

II 音は心基部（左第 2 肋間・左第 3 肋間）で聴診する。II 音の主成分は半月弁の閉鎖音であるが，大動脈成分 IIA ならびに肺動脈成分 IIP はいずれも II 音主成分に含まれている。ときに IIA と IIP が割れて分裂して聴かれることがある。また IIA は心尖部でも聴取される。II 音の異常としては，亢進，減弱，分裂，音質の変化などがあげられる。

1）亢進 accentuation

高血圧，大動脈弁逆流症（図 4-14），大動脈硬化などにおける II 音の亢進は，大動脈成分 IIA の亢進

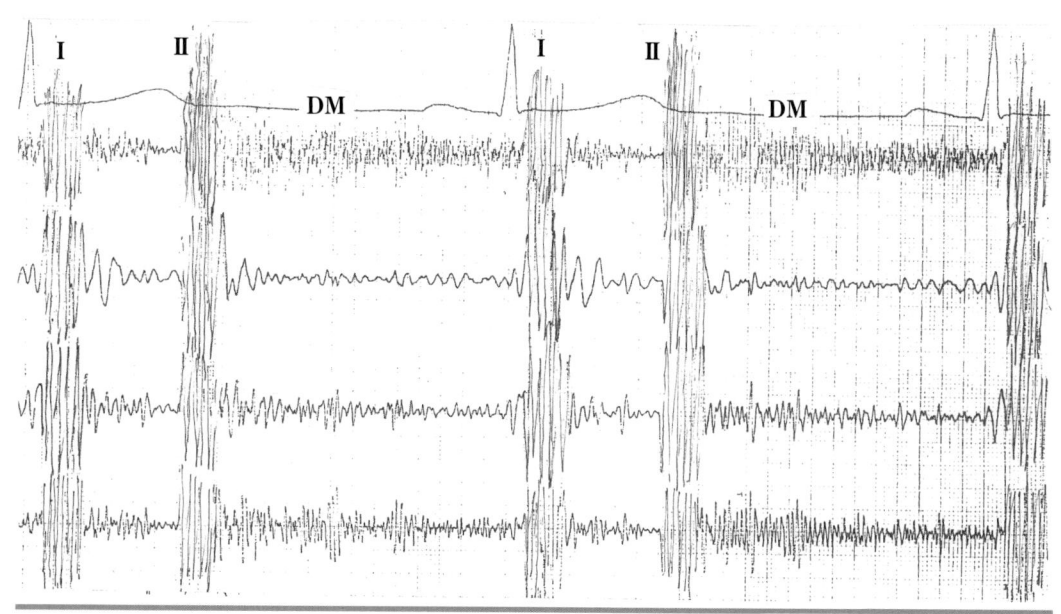

図 4-14 Ⅱ音の亢進
大動脈弁逆流症におけるⅡ音亢進と高調な漸減性拡張期雑音 DM，Ⅰ音も亢進している。

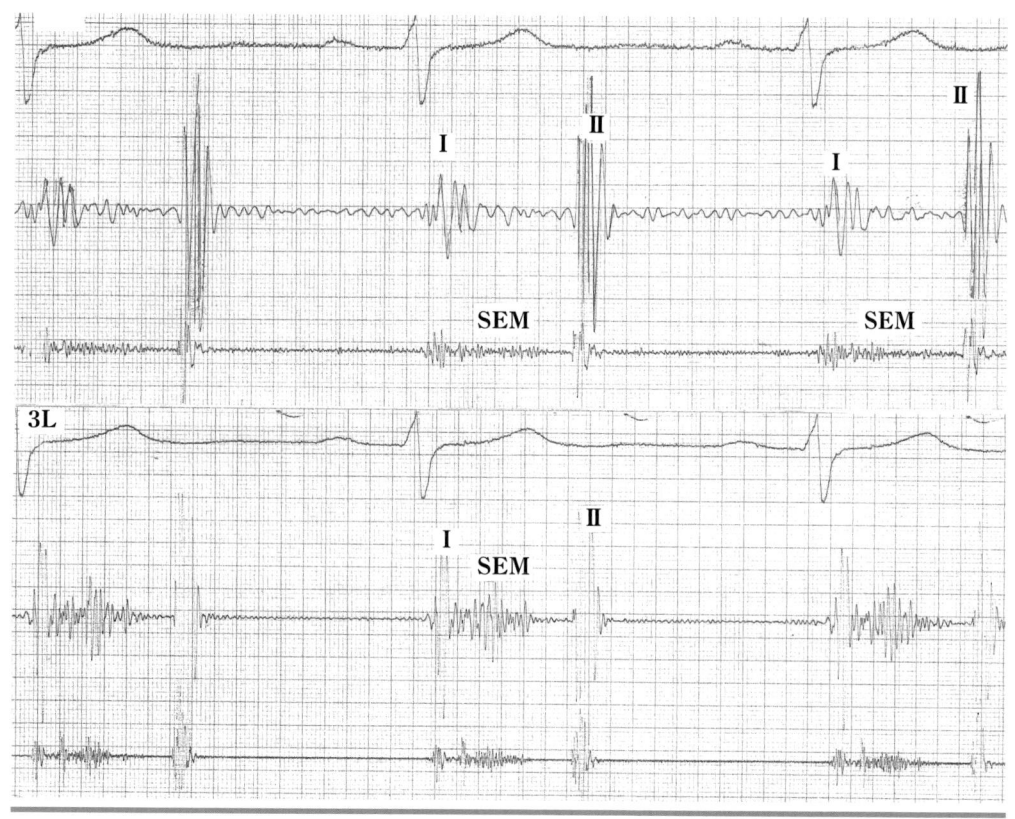

図 4-15 Eisenmenger 症候群におけるⅡ音の亢進と肺動脈性の収縮期駆出性雑音 systolic ejection murmue（SEM）

よるものであり，Eisenmenger 症候群（**図 4-15**），肺高血圧症（**図 4-16**）などにおけるⅡ音の亢進は肺動脈成分Ⅱ P の亢進によるものである。Ⅱ音の亢進はしばしば有響性 booming，klingend となる。

2) 減弱 diminution
肺動脈弁狭窄症ではⅡ P の減弱が認められ（**図 4-17**），大動脈弁狭窄症ではⅡ A の減弱がみられる（**図 4-18**）。胸骨右縁ならⅡ A の減弱であり，胸骨左

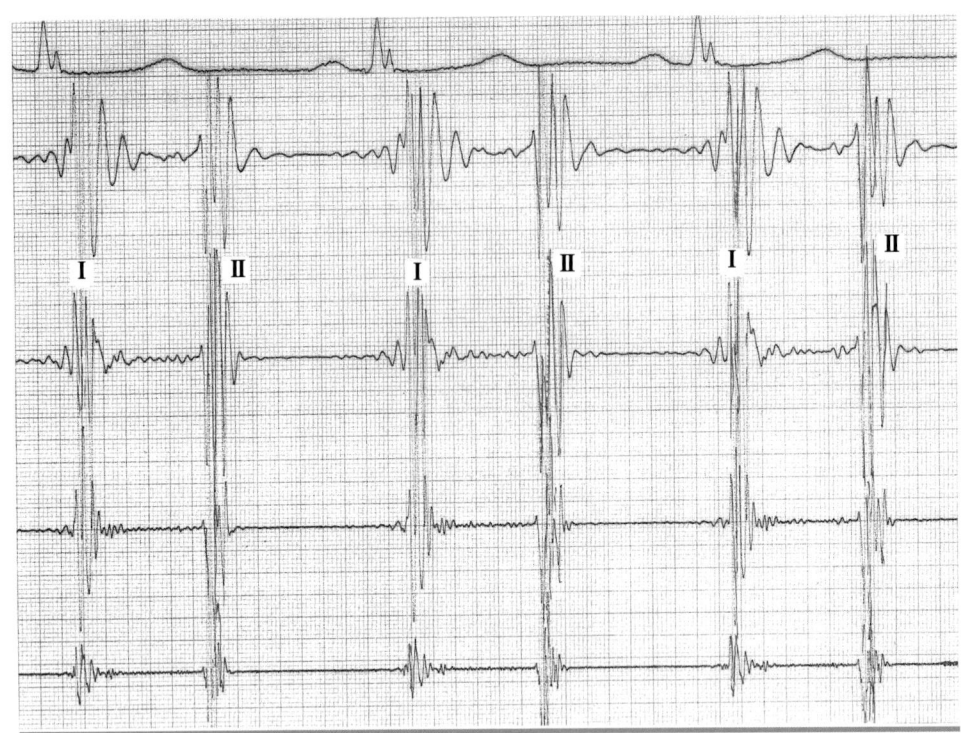

図 4-16 Ⅱ音の亢進
肺高血圧を伴った PDA。大動脈圧と肺動脈圧は均衡し，雑音は認めない。

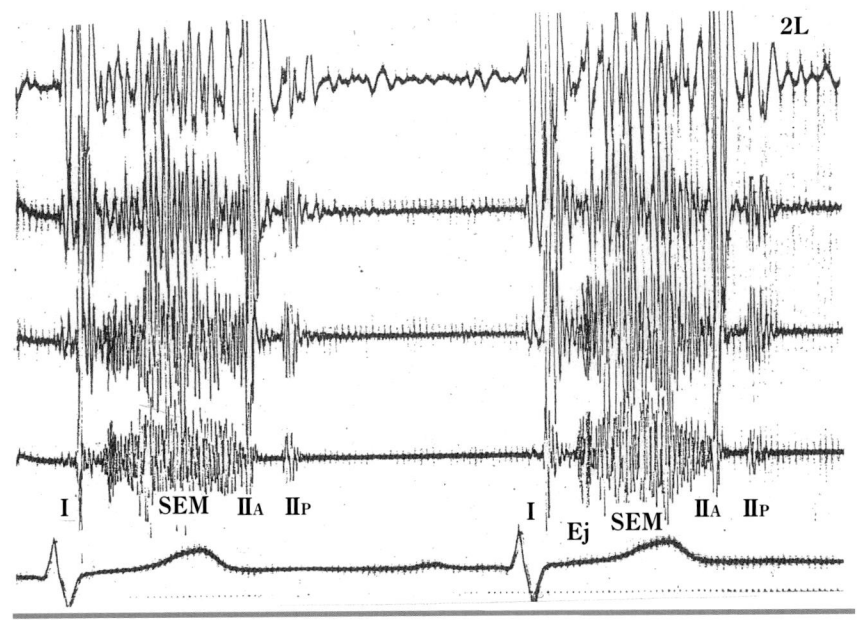

図 4-17 肺動脈弁狭窄症におけるⅡPの減弱とⅡ音の分裂
収縮期駆出性雑音 SEM と駆出音 Ej を認める。

縁なら，ⅡAの減弱とⅡPの減弱のいずれの場合も生じる。

3）分裂 splitting

Ⅱ音の分裂としては，呼吸性分裂，病的分裂，固定性分裂，奇異性分裂などがある。

(1) 生理的分裂 physiologic splitting

若年正常者におけるⅡ音の呼吸性分裂 respiratory splitting は異常ではなく，普通にみられる変化である。ⅡPの音量は呼吸性に変動する。吸気時には大動脈成分ⅡAと肺動脈成分ⅡPが分かれてⅡ音の分

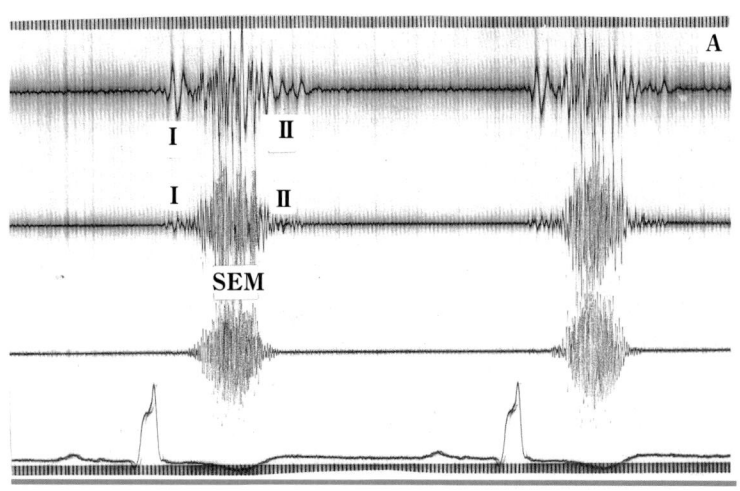

図 4-18 大動脈弁狭窄症における II 音減弱と収縮期駆出性雑音 SEM
I 音も減弱している。

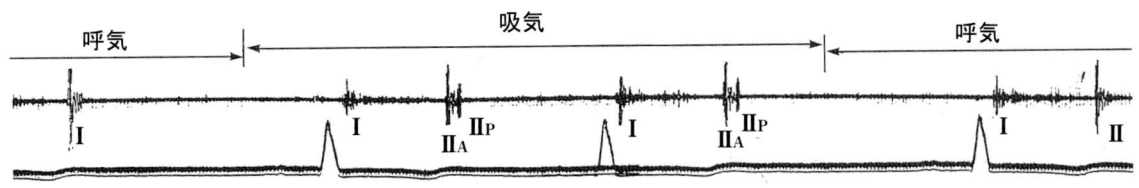

図 4-19 II 音の正常呼吸性分裂
吸気時には IIA（大動脈成分）と IIP（肺動脈成分）と II 音の分裂を認めるが、呼気時には分裂がみられない。

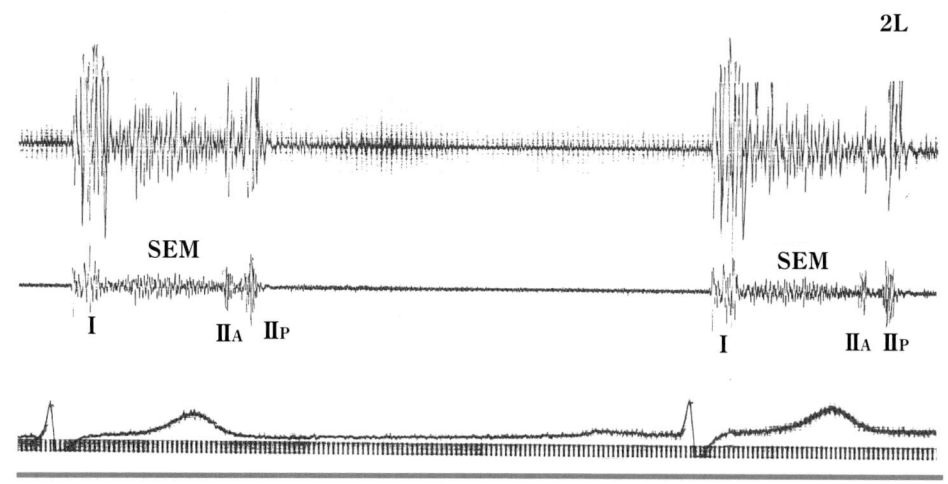

図 4-20 心房中隔欠損における II 音の固定性分裂
大動脈成分 IIA と肺動脈成分 IIP が分かれ、II 音の分裂を認める。IIP が遅延している。収縮期駆出性雑音 SEM が認められる。

裂を認めるが、呼気時には分裂が消失する（図4-19）。

（2）病的呼吸性分裂 pathologic splitting

吸気時だけでなく呼気時にも II 音が分裂し、分裂間隔は呼気時にいっそう広くなる。完全右脚ブロックや A 型 WPW 症候群においては II 音分裂は重要な所見である。

（3）固定性分裂 fixed splitting

固定性分裂は収縮期駆出性雑音、心室充満雑音と並んで心房中隔欠損症 atrial septal defect（ASD）における聴診診断 3 主徴の一つである。聴診上明らかな分裂が聴取されるが、呼吸の影響を受けない固定性

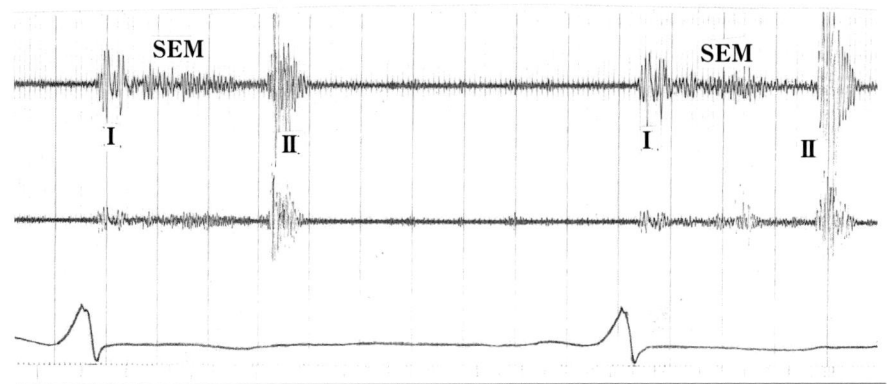

図 4-21 高血圧症における大動脈性有響性 ringing Ⅱ音

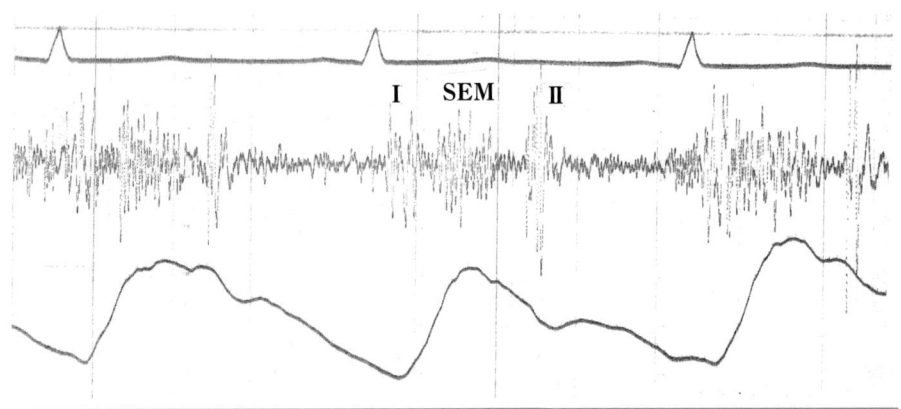

図 4-22 大動脈二尖弁における大動脈性有響性Ⅱ音
大動脈弁狭窄タイプを呈している。大きなⅡ音である。

分裂である（図 4-20）。心房レベルで左-右短絡が存在するので，右心拍出量が増大して，肺動脈成分ⅡPが大動脈成分ⅡAより遅れるので，Ⅱ音の分裂を生じる。

●ASD の聴診 3 主徴
(a) 収縮期駆出性雑音
(b) Ⅱ音の固定性分裂
(c) 拡張早期心室充満雑音
　　（Carey-Cooms 型雑音）

（4）奇異性分裂

大動脈成分ⅡAが肺動脈成分ⅡPの後に生じる。分裂は健常例と異なり，吸気時ではなく，呼気時に増強する。ⅡAがⅡPの後に生じる奇異性分裂の原因は，下記(a)，(b)の 2 種類の場合がある。

●奇異性分裂の原因
(a) ⅡAの出現が遅れるためⅡAがⅡPの後にくる。
◎左室収縮期時間の延長によりⅡAの発現が遅れるために生じる。肥大性閉塞性心筋症 HOCM，大動脈弁狭窄症などの場合にみられる。
◎左室収縮の開始が遅れることによりⅡAの発現が遅れる。左脚ブロックの場合にみられる。

(b) ⅡPの出現が早いため，ⅡPがⅡAの前にくる。
◎右室の早期収縮によりⅡPが早期に出現するB型 WPW 症候群，His 束ペーシングなどの場合にみられる。
◎右室収縮時間の短縮によりⅡPが早期に出現する。三尖弁狭窄症，三尖弁閉鎖症などの場合にみられる。

4）音質の変化

Ⅰ音の場合は稀であるが，Ⅱ音はしばしば有響性 booming, klingend を示し，楽音様 musical，鳴響性 ringing，金属性 metalic などと形容され，独特の音色を示す。その原因は半月弁や大血管の硬化ならびに圧上昇に伴う振動数の増大などが考えられる。

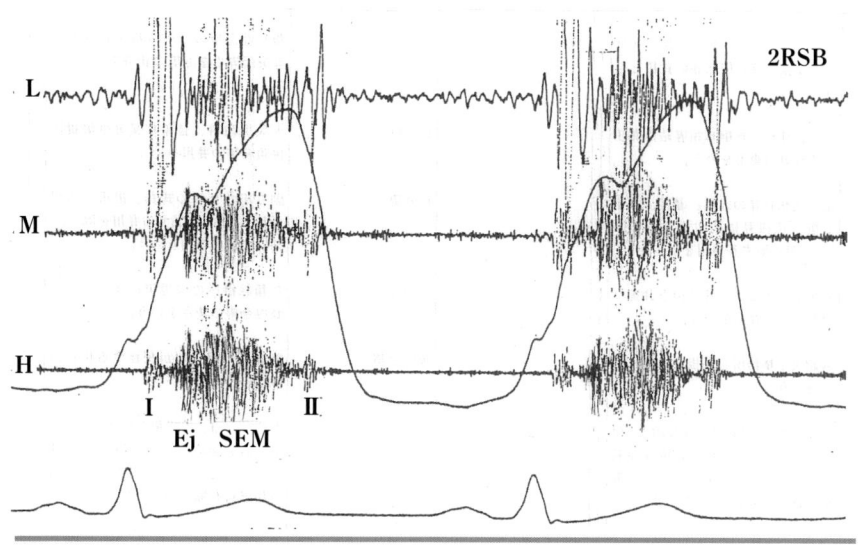

図 4-23 大動脈弁狭窄症
収縮期駆出性雑音 SEM は大動脈性駆出音 Ej を伴っている。

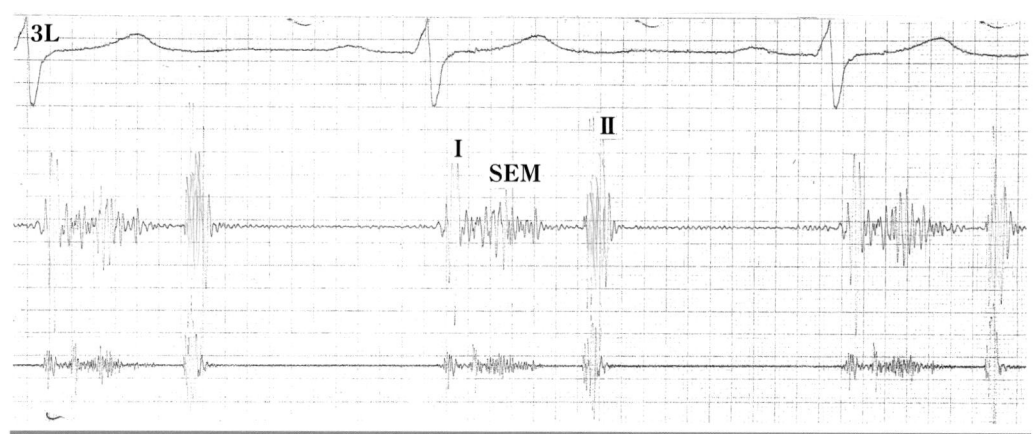

図 4-24 Eisenmenger 症候群における肺動脈性有響性 II 音
収縮期駆出性雑音 SEM を伴っている。

　大動脈由来の有響性 II 音は，大動脈弁硬化症，高血圧症（**図 4-21**），大動脈二尖弁（**図 4-22**），大動脈弁逆流症などでみられる。肺動脈性の有響性 II 音は，僧帽弁狭窄症，Eisenmenger 症候群（**図 4-15**），肺高血圧症などの場合に認められる。

3　過剰心音

　過剰心音には収縮期過剰心音と拡張期過剰心音がある。収縮期過剰心音には駆出音と収縮中期クリックがあり，拡張期過剰心音には房室弁開放音，III 音および IV 音がある。

【収縮期過剰心音】
1）駆出音 ejection sound（Ej）
　収縮早期に駆出された強大な流速の血流により，半月弁が突然開放を停止し，肺動脈や大動脈が急激に伸展されて生じる高調な鋭い音で，I 音の分裂という印象で聴かれることが多い。伸展音 extension sound ともいう。大動脈性駆出音と肺動脈性駆出音がある。

（1）大動脈駆出音 aortic ejection sound
　大動脈駆出音の多くは II A の亢進を伴い，呼吸の影響を受けない。心尖部領域から第 2 肋間胸骨左縁 2LSB，胸骨右縁 2RSB まで広い領域で聴かれ，鋭く

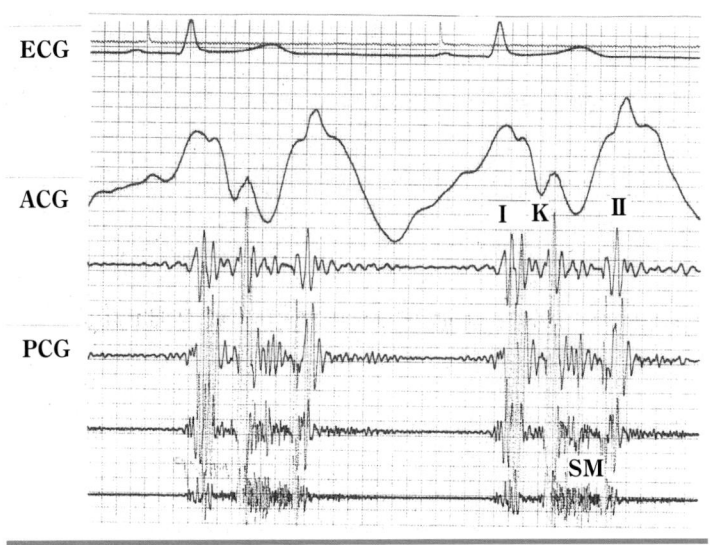

図 4-25　僧帽弁逸脱症候群
収縮中期クリック K と収縮後期雑音 SM

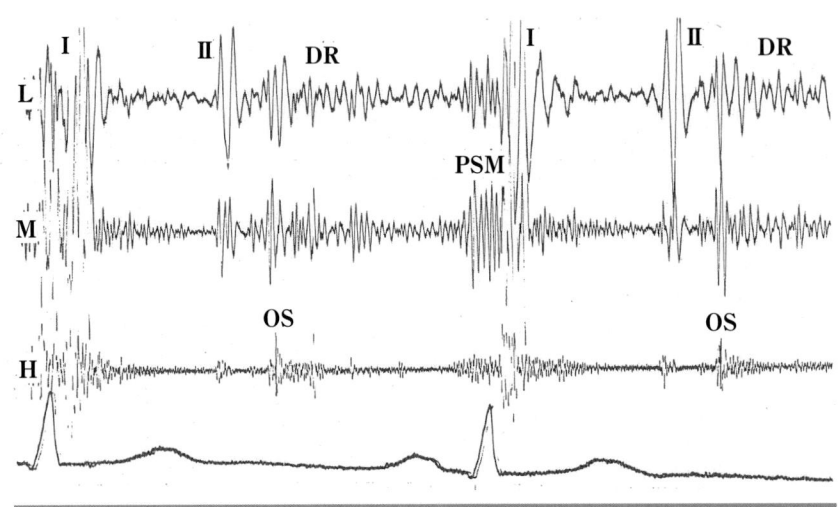

図 4-26　僧帽弁狭窄症
僧帽弁開放音 OS，前収縮期雑音 PSM，拡張期ランブル DR

はじけるような音質に富む。大動脈弁狭窄症，大動脈二尖弁，大動脈硬化症，高血圧症などで聴取される（図 4-23）。

(2) 肺動脈駆出音 pulmonary ejection sound

肺動脈駆出音は，呼気時に出現し，呼吸を止めると消失することがある。したがって，呼吸させながら聴診する。通常，胸骨左縁に限局し，肺動脈弁狭窄症においては，駆出音がかなり明瞭に聴かれる（図 4-24）。肺動脈漏斗部狭窄症や肺動脈弁上狭窄症では認められない。

2）収縮中期クリック
midsystolic click（C または K）

収縮中期クリックは収縮中期に心尖部で聴取される高調な鋭い"ピシッ"というような音である。すなわち，収縮期に僧帽弁が左房側へ張出す際に起こる"ピシッ"というような金属性の音である。僧帽弁逸脱症候群の診断に重要な所見である（図 4-25）。ちなみに，click は「"ピシッ"あるいは"パチン"と鞭を鳴らす」「ドアが"パチッ"と閉まる」の意味である。投球で「スナップを効かす」というのは「鋭

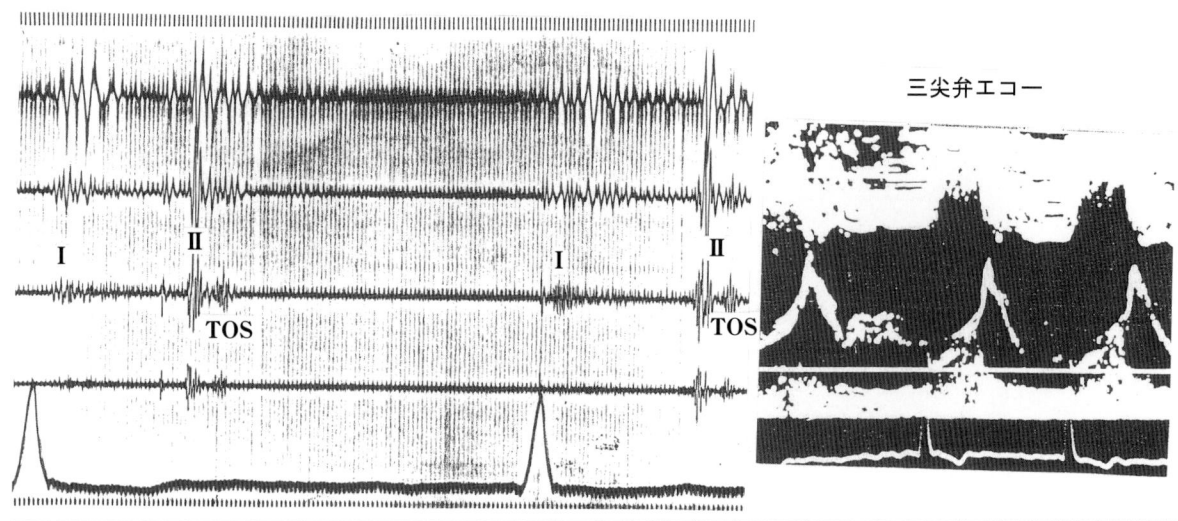

図 4-27　腱索断裂による三尖弁逆流であるが，肥厚した三尖弁が急激に反転開放して，loud snappy を呈した珍しい例である。

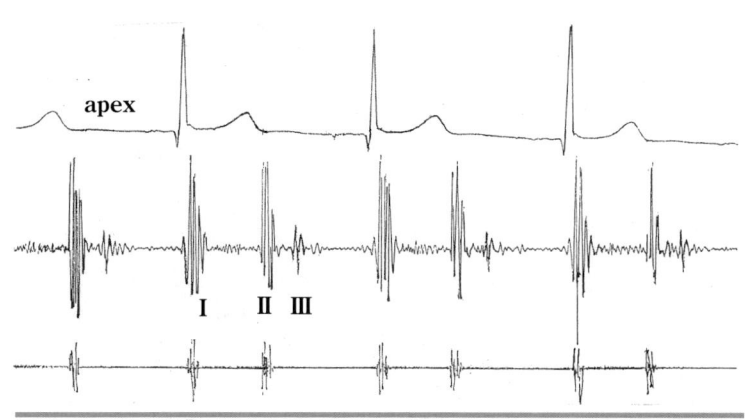

図 4-28　若年健常者にみられる正常Ⅲ音

くする」という意味である。
【拡張期過剰心音】
1）房室弁開放音
　　atrioventricular valve opening snap（OS）
　拡張早期に房室弁が開放し，弁運動が急激に停止する際に生じる。"パチン"とはじけるような，高く鋭い音である。僧帽弁開放音 mitral valve opening snap（MOS）（図 4-26）と三尖弁開放音 tricuspid valve opening snap（TOS）がある。
　(1) MOS
　僧帽弁狭窄症で聴かれる。
　(2) TOS
　三尖弁狭窄症で聴かれる。稀ではあるが，腱索断裂による三尖弁逆流症で支持を失った三尖弁が拡張早期に反転し，開放して停止する場合にも，TOS が聴かれることがある（図 4-27）。

2）拡張早期過剰心音 protodiastolic extra sound
　　（Ⅲ音 third sound）
　拡張期急速流入期に生じるⅢ音は，拡張早期の心室充満の際に生じる比較的短い振動数の心音である。Ⅲ音は心拍出量が良好な若年正常者でも聴取されることがある（図 4-28）が，低調で音量が小さいので，正常者においては聴取されないことが多い。

3）心房音 atrial sound（Ⅳ音 fourth sound）
　Ⅰ音の直前に出現する引っかかるような感じの低調な心音である。心房音はⅣ音ともいわれ，拡張末期の心房収縮によって心房の血液を心室に押し込む際に発生する。心房負荷の証である（図 4-1）。

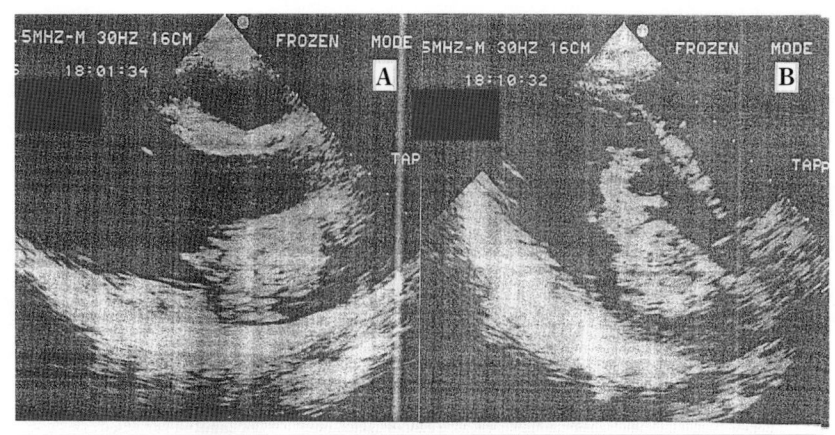

図4-29 左房粘液腫の心エコー断層図
A：長軸像でみた左房内腫瘤，B：心尖部からみた左房内腫瘤

4 異常心音

拡張期異常心音と収縮期異常心音がある。拡張期異常心音としては拡張早期心外音，帆張音，腫瘍プロップなどがあり，収縮期異常心音としては，偽駆出音と大動脈衝撃音がある。また人工弁によるⅠ音とⅡ音がある。

【拡張期異常心音】

1）拡張早期心外音
protodiastolic extra cardiac sound

収縮性心膜炎 constrictive pericarditis（Pick 病）においてみられるⅢ音類似の心音で，比較的短く，やや高い音である。そして OS ともⅢ音ともつかない性格を有し，心膜叩打音 pericardial knock sound ともいわれる。ドアをノックするのは叩くという意味である。Ⅱ音が分裂していると，心基部で分裂したⅡ音とⅢ音からなる三つの心音を連続して聴くことになる。

2）帆張音 sail sound

Ebstein 奇形 Ebstein malformation にみられるⅡ音から遅れて生じる三尖弁閉鎖音である。すなわち右房から右室へ向かって閉鎖する巨大な三尖弁前尖の急激な停止音である。sail sound は帆を張ったときの音という意味である。三尖弁開放音 TOS とは異なる，非常に粗雑な感じの拡張早期心音である。

3）腫瘍プロップ tumor plop

左房粘液腫 left atrial myxoma（図 4-29）などで拡張早期に聴かれる鋭い短い音である。柄を有する可動性腫瘍が拡張期急速入期に血液の流れに乗って，僧帽弁口へ急激に嵌入するために生じるⅢ音様の心音である（図 4-30）。心音図と心エコー図を同時記録すると容易に診断できる。plop はドボンあるいはドブンと物が落ちて音をたてるの意味である。

【収縮期異常心音】

1）偽駆出音 pseudoejection sound

肥大性閉塞性心筋症 hypertrophic obstructive cardiomyopathy（HOCM）でみられる比較的低調な収縮早期心音で，収縮期雑音に重なるので聴診困難である。僧帽弁の収縮期前方運動 systolic anterior motion（SAM）が心室中隔に接触して生じるという説がある。

2）大動脈衝撃音 aortic thudding sound

重症の大動脈弁逆流症 aortic regurgitation（AR）によくみられる収縮後期の低調な心音で，Ⅱ音分裂と誤ることがある。thudding はドシンあるいはバタンという重い衝撃音を出すという意味である。

【収縮期-拡張期異常心音】

1）人工弁音 prosthetic valve sound

人工弁 prosthetic valve には機械弁と生体弁があり，機械弁の心音はやや metalic である。僧帽弁置換 mitral valve replacement（MVR）ではⅠ音が，大動脈弁置換 aortic valve replacement（AVR）ではⅡ音が人工弁音である。三尖弁置換 tricuspid valve replacement（TVR）の人工弁Ⅰ音は，僧帽弁性人工弁Ⅰ音に比べて強く聴取される。その理由は三尖弁性人工弁が僧帽弁性人工弁より胸部の体表面に近いからである（図 4-31）。二弁置換 bi-valve replacement

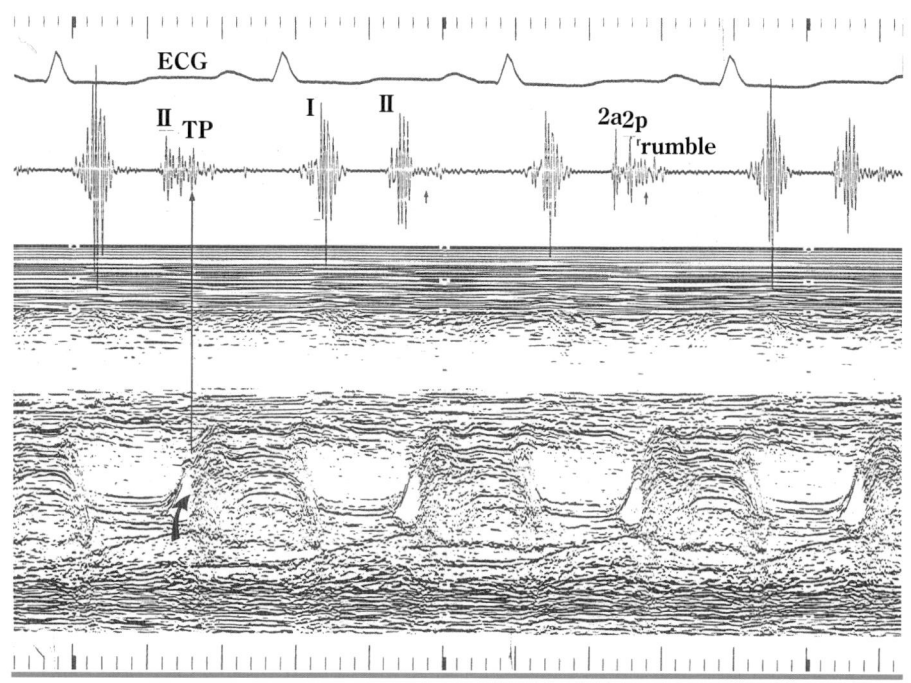

図 4-30 左房粘液腫
腫瘍プロップ tumor plop

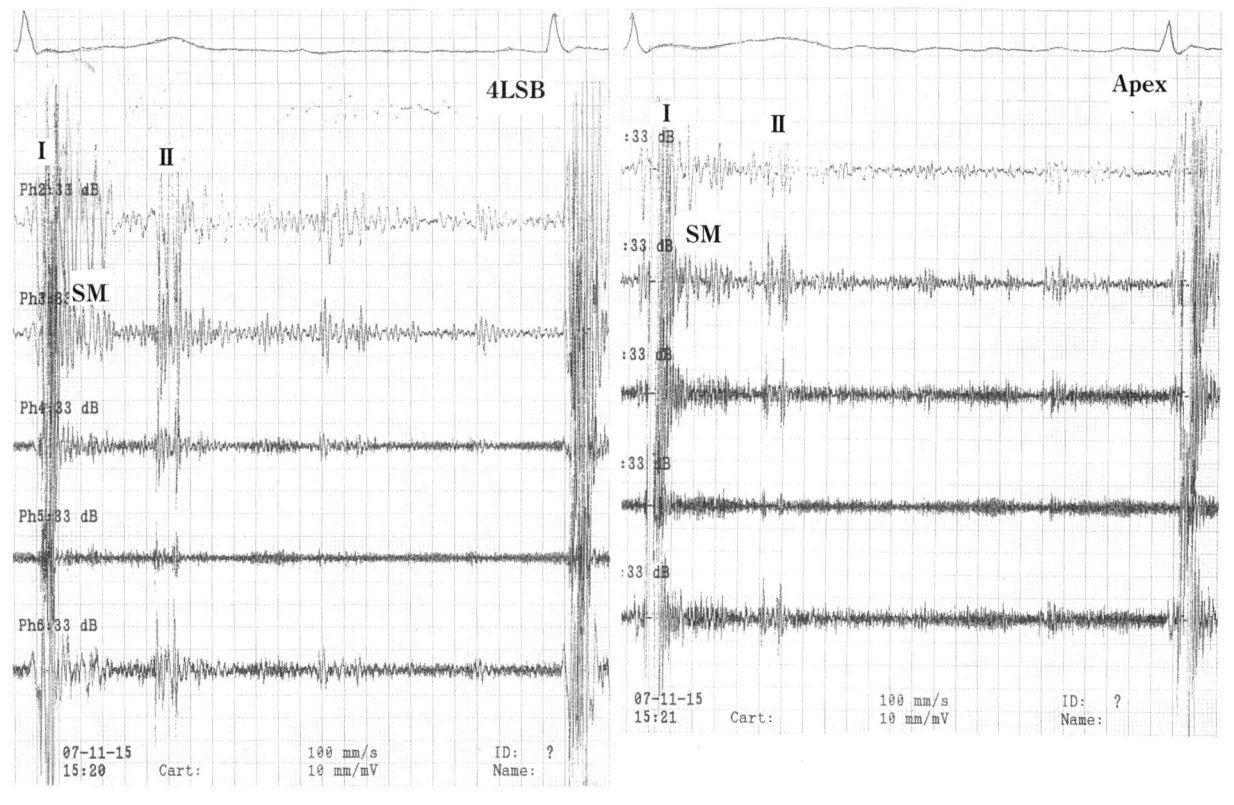

図 4-31 三尖弁と僧帽弁の二弁置換例
左側は三尖弁の人工弁Ⅰ音，右側は僧帽弁の人工弁Ⅰ音。胸壁に近い三尖弁が僧帽弁より強勢である。収縮早期雑音 SM を伴っている。

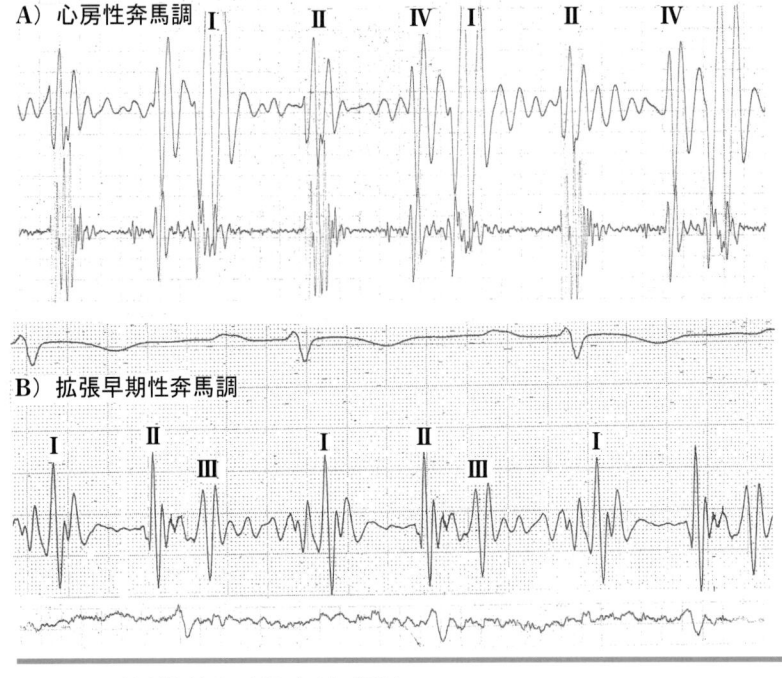

図4-32 拡張期性奔馬調（三部調律）

(BVR) の場合はⅠ音およびⅡ音が人工弁音である。
①人工弁Ⅰ音：僧帽弁置換 MVR，三尖弁置換 TVR
②人工弁Ⅱ音：大動脈弁置換 AVR
③人工弁Ⅰ音と人工弁Ⅱ音：二弁置換 BVR

　人工弁によって生じる音は，弁開放と閉鎖に伴うクリック様心音である。人工弁音が明瞭に聴取できれば，正常な弁運動の重要な証と判断してよい。最近，生体弁が進歩してきた結果，人工弁心音 prosthetic valve sound があまり目立たなくなっている。

5　奔馬調 gallop rhythm

　奔馬調 gallop rhythm とは，Ⅰ音とⅡ音のほかにもう一つ心音が加わった3拍子の調律で，心拍数の増加を伴うと，拡張期が短縮し，聴診上あたかも馬の駆ける足音に似ているので，この名称がある。奔馬調は1847年，Bouillard の命名によるが，最初に記載したのは1875年，その弟子の Potain であるという。奔馬調律は，過剰心音の時相により，前収縮性，拡張早期性，拡張中期性，収縮期性に分けられる。

1）拡張期性奔馬調（三部調律）

（1）前収縮期性奔馬調 presystolic gallop

　拡張期が短縮し，Ⅱ音とⅣ音が接近しているので，Ⅰ音-Ⅱ音-Ⅵ音で作られる拍子が前収縮期奔馬調である。Ⅳ音は心房収縮による心音であるから，前収縮期奔馬調のほかに心房性奔馬調 atrial gallop，またはⅣ音性奔馬調 forth sound gallop ともいわれる（図4-32A）。このリズムは通常Ⅱ音が亢進しており，Tennessee と発音するのに似ているので，Mckusick は Tennessee gallop と名付けた。

（2）拡張早期奔馬調 protodiastolic gallop

　この拡張早期心音は病的Ⅲ音であり，通常亢進している。Ⅰ音-Ⅱ音-Ⅲ音で生じる3拍子は，心拍数が増加すると，拡張期が短縮して奔馬調を呈し，拡張早期奔馬調と呼ばれている。急速流入期の大きなⅢ音を伴った奔馬調であるから，心室充満性奔馬調 ventricular filling gallop rhythm，あるいは急速流入性奔馬調 rapid inflow gallop またはⅢ音性奔馬調 third sound gallop とも呼ばれる（図4-32B）。この奔馬調は心不全のときに多く発生するので，"助けを求める心臓の叫び the cry of the heart for help" といわれる。心不全がなくとも，発熱，甲状腺機能亢進症，運動などの際には，房室流入血液量の増大と頻脈が生じるためにこの奔馬調が認められる。Ⅰ音に続き若干長い間隔を置いてⅡ音，その後にⅢ音と続いて生じるリズムは Kentucky の発音に似ているので，

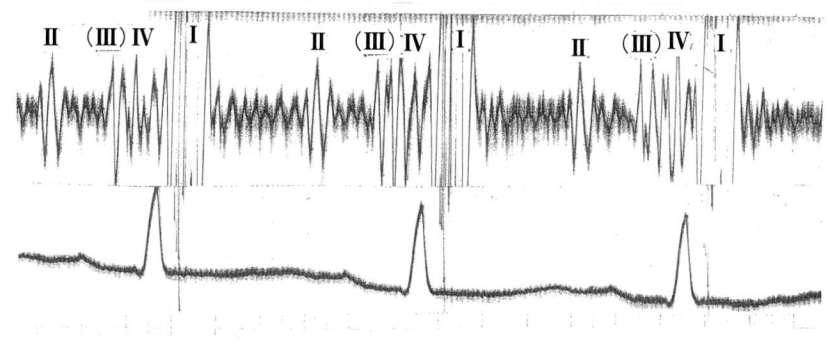

図 4-33 重合奔馬調
Ⅲ音とⅣ音が重なって強い心音となっている。

Mckusick は Kentucky gallop と称した。

(3) 拡張中期性奔馬調 mesodiastolic gallop

この奔馬調は心拍数増加のためⅢ音とⅣ音が重なって生じる奔馬調で，Ⅰ音-Ⅱ音-重合音（Ⅲ+Ⅳ）の 3 拍子リズムであり，前収縮期奔馬調と拡張早期奔馬調が重なり合ったタイプである。臨床的には心不全があり，PR 延長を伴う心不全の際に生じやすい。重合奔馬調 summation gallop（図 4-33）ともいう。

2）収縮期性奔馬調（三部調律）

(1) 収縮期クリック性奔馬調 systolic click gallop

僧帽弁逸脱症候群で収縮期クリック C を有する症例が頻脈を呈する場合，Ⅰ音-C-Ⅱ音で 3 拍子をとり，gallop rhythm を呈する。

(2) 収縮期駆出性奔馬調 systolic ejection gallop

Ⅰ音-駆出音（Ej）-Ⅱ音の調律を有する症例が頻脈を呈する場合，三部調律の収縮期性頻拍となり，gallop rhythm を呈することがある。

3）四部調律 quadruple gallop

Ⅰ音-Ⅱ音-Ⅲ音-Ⅳ音の 4 拍子を生ずる四部調律が稀にみられることがある。この場合も頻脈となれば奔馬調律として聴取される。

6　心音の鑑別法

正常心音，異常心音および過剰心音またはそれを生じる疾患をまとめ，その鑑別法を図 4-34 に示した。まず，心音異常を亢進，分裂，減弱に判別して，心音異常をきたす病因または疾患をピックアップする。

1）心音の亢進

心音が亢進する場合を考えると，痩せ型，若年者，漏斗胸を示す例，胸膜癒着，左心膜欠損，straight back などにおいては，一般に心音が亢進する。

(1) Ⅰ音亢進

PR 短縮，僧帽弁狭窄症，三尖弁狭窄症，亜硝酸アミル投与，カテコールアミン投与など

(2) Ⅱ音亢進

肺高血圧症，高血圧症，心房中隔欠損症，動脈管開存症，大動脈硬化症など

(3) Ⅰ音とⅡ音の亢進

甲状腺機能亢進症，貧血，発熱，肺高血圧を伴う僧帽弁狭窄症

2）心音減弱

心音が減弱する場合を考えると，肥満者，老年者，肺気腫，胸水，心膜液貯留，気胸などにおいては，一般に心音が減弱する。

(1) Ⅰ音減弱

PR 延長，僧帽弁逆流症，僧帽弁石灰化，前壁心筋梗塞，乳頭筋不全，僧帽弁腱索断裂など

(2) Ⅱ音減弱

低心拍出量，Fallot 四徴症，肺動脈弁狭窄症（ⅡP 減弱）など

(3) Ⅰ音とⅡ音減弱

甲状腺機能低下症，心室性期外収縮，ショック，低血圧症，胸水貯留，心膜液貯留，左側気胸などにおいて聴かれ，distant heart sound とも呼ばれる。

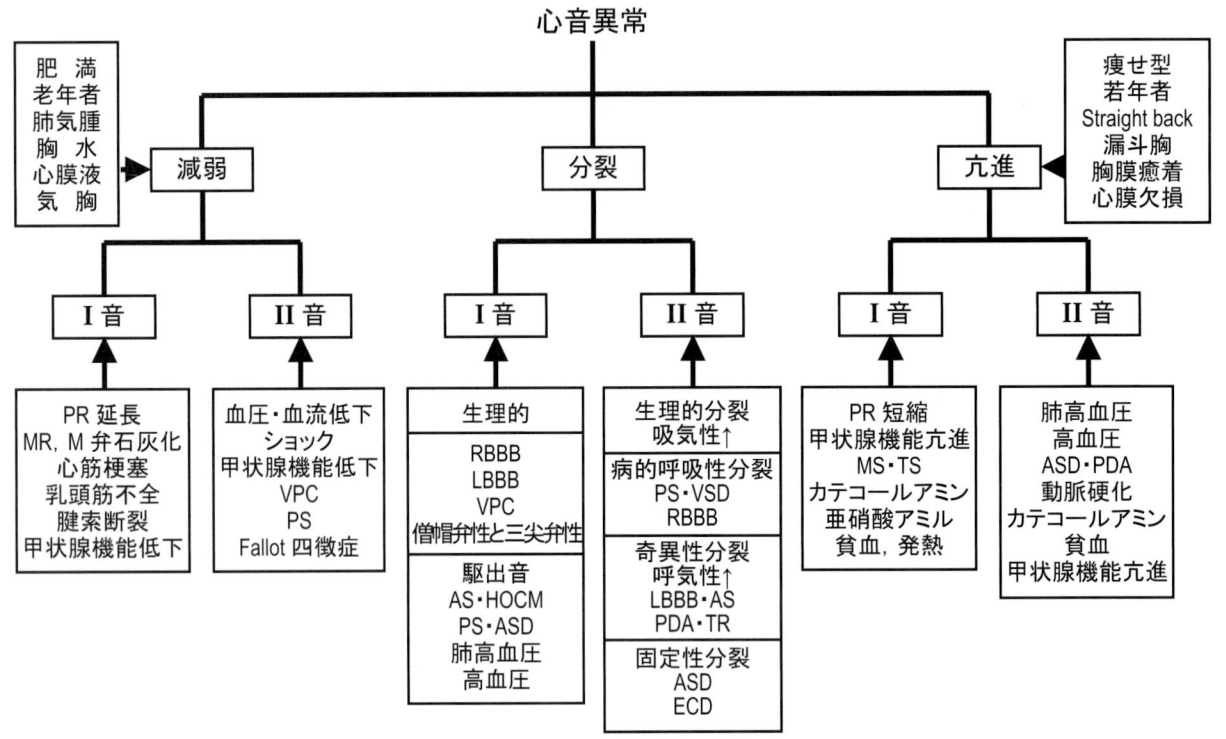

図 4-34 心音の鑑別法

3) 心音の分裂

(1) Ⅰ音の分裂

心音の分裂にはⅠ音の分裂とⅡ音の分裂がある。Ⅰ音が分裂して聴かれる場合は，下記の 3 種がある。

(a) 僧帽弁性Ⅰ音と三尖弁性Ⅰ音の分裂

・左脚ブロック LBBB や完全右脚ブロック CRBBB：右室の収縮と左室の収縮に時間的ずれが生じる。
・心室性期外収縮 VPC：右室性 VPC では三尖弁性Ⅰ音が，左心性 VPC では僧帽弁性Ⅰ音が早く出現する。
・心室ペーシング：左室ペーシングでは三尖弁性Ⅰ音が右室ペーシングでは僧帽弁性Ⅰ音が遅れる。

(b) Ⅰ音と駆出音

Ⅰ音の後に駆出音がある場合，Ⅰ音の分裂として聴かれる。
・肺動脈性駆出音
　肺動脈弁狭窄症，心房中隔欠損症，肺高血圧症
・大動脈性駆出音
　大動脈弁狭窄症，高血圧症，肥大性閉塞性心筋症

(c) 強勢Ⅳ音とⅠ音

強勢Ⅳ音の後にⅠ音が生じる場合，Ⅳ音とⅠ音がⅠ音分裂のように聴かれる。この場合，頻脈を呈し，心房性奔馬調となる。

(2) Ⅱ音の分裂

Ⅱ音大動脈成分ⅡAとⅡ音肺動脈成分ⅡPの分裂

(a) 生理的分裂

若年健常者ではⅡ音の呼吸性分裂がある。吸気時にⅡAとⅡPが分裂し，呼気時に消失する。

(b) 病的呼吸性分裂

完全右脚ブロック CRBBB や A 型 WPW 症候群では，吸気時だけでなく呼気時にもⅡ音の分裂をみる。

(c) 固定性分裂

心房中隔欠損症 ASD では，右心拍出量増大のためⅡPが遅れて，固定性分裂を呈する。

(d) 奇異性分裂

ⅡAがⅡPの後に生じる。生理的分裂と異なり，呼気時に増強する。
・ⅡAの出現が遅れてⅡPの後に生じる。
　肥大性閉塞性心筋症，大動脈弁狭窄症，左脚ブロックなどでみられる。
・ⅡPの出現が速く，ⅡAの前に発生する。
　B 型 WPW 症候群，His 束ペーシング，三尖弁閉鎖症，三尖弁狭窄症などでみられる。

第5章　心　雑　音

心雑音 cardiac murmur（heart murmur）は，心音によって境界されている心時相の中間，ないしは心時相にまたがって存在する振動群である。一般に心音に比べて持続が長く，音量も大きいので，耳につきやすい。したがって，心雑音を聴き逃すことは少ないと思われるが，その心雑音を聴診し，心雑音の意味を理解したうえで臨床診断をつけなければならない。また，心雑音の発生源あるいは振動源を的確に把握し，心雑音の発生機転と心時相との関係を明確に掌握し，併せて心雑音の伝達方向を判別して，その臨床的意義を考察することが大切である。

【心雑音の聴診項目】

心雑音を聴診する場合，以下の8項目の内容について系統的に吟味することが肝要である。

(1) 最強点と分布領域
(2) 強度と音量
(3) 心時相と収縮期および拡張期時間
(4) 伝播方向
(5) 音質と音色
(6) 発生源（振動源）
(7) 発生機序
(8) 恒常性（呼吸，体位，負荷などによる変動）

心雑音を聴取した場合，上記の各項目についてただちに判定を行い，心雑音の内容を吟味し，的確に聴診診断を行うべきである。

1　心雑音の最強点と分布領域

一般に左心系の心雑音は広い範囲に分布するが，右心系の心雑音は比較的限局している。これには雑音の音量が関係している。そして，心疾患には疾患特有の雑音の分布領域がある。その雑音の聴取範囲のなかで最大に聴こえる限局した部位があり，この部位は最強点 point of maximum intensity（PMI）と呼ばれている。雑音が強大な場合は，しばしば胸壁に振顫を触れるが，振顫部位は通常最強点に一致する。

各種心疾患の心雑音は特有の最強点を有する。特に胸壁に近い右心系の雑音は，一般に最強点の直下に心雑音の発生源がある。代表的な疾患を取り上げて，雑音の最強点と分布領域を記述する。

1) 心室中隔欠損症 ventricular septal defect（VSD）

VSDの全収縮期雑音は欠損口の位置によって雑音の分布範囲が異なる。すなわち Kirklin 分類（図5-1）によると，Ⅰ型（室上陵上部欠損）は肺動脈直下の右室流出路 outflow に欠損口がある。Ⅱ型は膜性部欠損で膜性中隔に欠損口を有する。Ⅲ型は右室流入部欠損といわれるもので三尖弁中隔尖の直下に欠損口がある。またⅣ型（筋性部欠損）は筋性中隔に欠損口があり，収縮期雑音は漸増-漸減タイプ（ダイヤモンド型）を呈する。VSDにおける Kirklin 分類のⅠ型～Ⅳ型の心雑音分布領域は下記のように

図5-1　VSDの Kirklin 分類

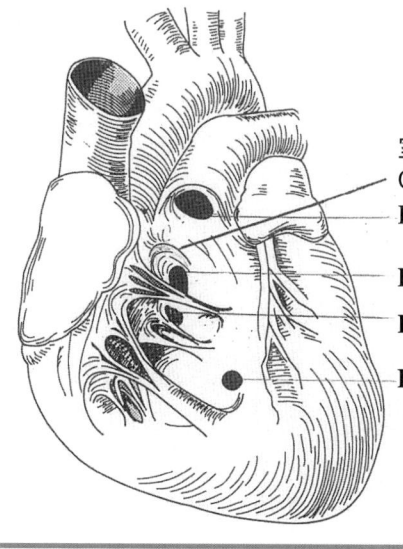

室上陵
Crista supraventricularis
Ⅰ型　室上陵上部欠損
Ⅱ型　膜性部欠損
Ⅲ型　流入部欠損
Ⅳ型　筋性部欠損

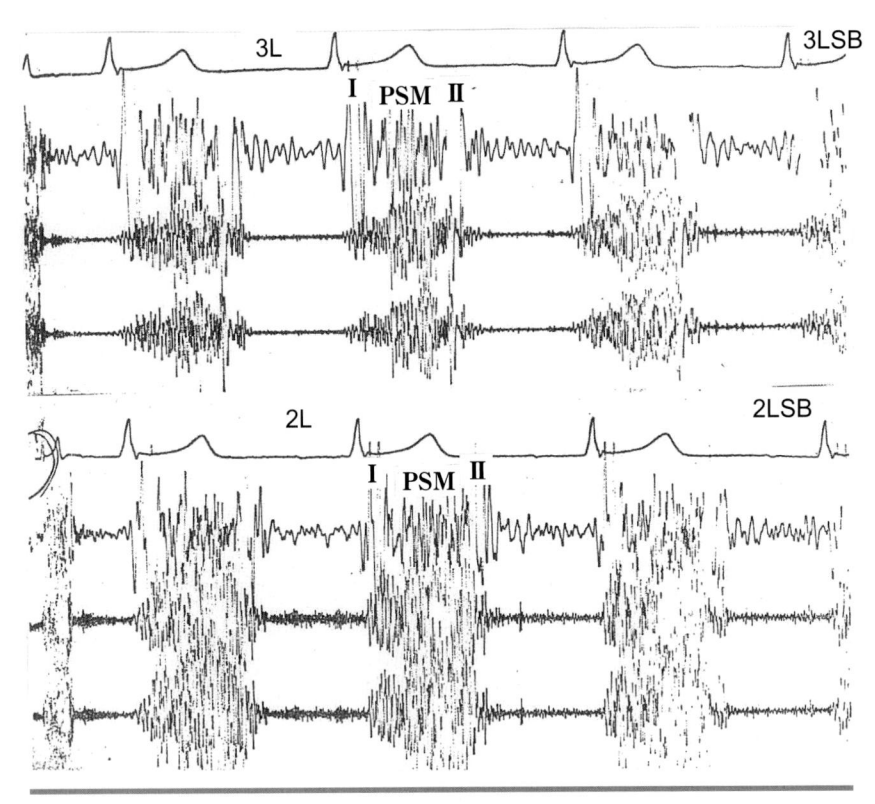

図 5-2 心室中隔欠損症 VSD I 型（室上陵上部欠損）
雑音は肺動脈領域 2LSB に最強点がある。

要約される。

【心室中隔欠損症の心雑音分布領域】
・I 型（室上陵上部欠損）：第 2 肋間胸骨左縁〜第 3 肋間胸骨左縁（図 5-2）
・II 型（膜性部欠損）：第 3 肋間胸骨左縁〜第 4 肋間胸骨左縁（図 5-3）
・III 型（右室流入部欠損）：第 4 肋間胸骨左縁（図 5-4）
・IV 型（筋性部欠損）：第 4 肋間胸骨左縁〜心尖部附近（図 5-5）
いずれの雑音も胸骨左縁から右方へ伝播する。

2）僧帽弁逆流症 mitral regurgitation（MR）

MR における逆流性収縮期雑音の最強点は、心尖部 apex ではなく、心尖外部 exoapical にある。僧帽弁腱索断裂 rupture chordiae tendinea of mitral valve（RCT-MV）についてみると、雑音分布は RCT の部位によって異なる。僧帽弁後尖 posterior leaflet は 3 個の貝状弁尖（スキャロップ：scallop）（図 5-6）から構成されており、また僧帽弁器官 mitral valve apparatus の構造と立体的関係は図 5-7 のごとく示される。後内側交連スキャロップ posteromedial commissural scallop（pcs）の RCT においては、雑音の発生源は第 4 肋間胸骨の後方附近にある。前外側交連スキャロップ anterolateral commissural scallop（acs）の RCT においては雑音の発生源は心尖部胸壁の後方附近にある（図 5-8）。また後尖の中央スキャロップ middle scallop（ms）および前尖 anterior leaflet の RCT においては雑音の発生源が第 4〜第 5 肋間胸骨左縁の後方附近に存在する（図 5-9）。断裂した腱索が振動する場合は粗い振動成分を伴って粗雑な全収縮期雑音となる。僧帽弁の腱索断裂が生じると、断裂を起こした腱索だけでなく、腱索断裂によって支持を失った弁自体も羽ばたき fluttering を生じる。特に弁帆の面積が広い前尖の腱索断裂においては、支えを失った前尖が共振 resonance を起こし、有響性ないしは楽音様雑音 musical murmur を呈することがある。僧帽弁腱索断裂の心雑音分布範囲を整理すると下記のようになる。

【僧帽弁腱索断裂の雑音分布領域】
・acs の腱索断裂：前腋窩腺〜中腋窩腺の心尖部レ

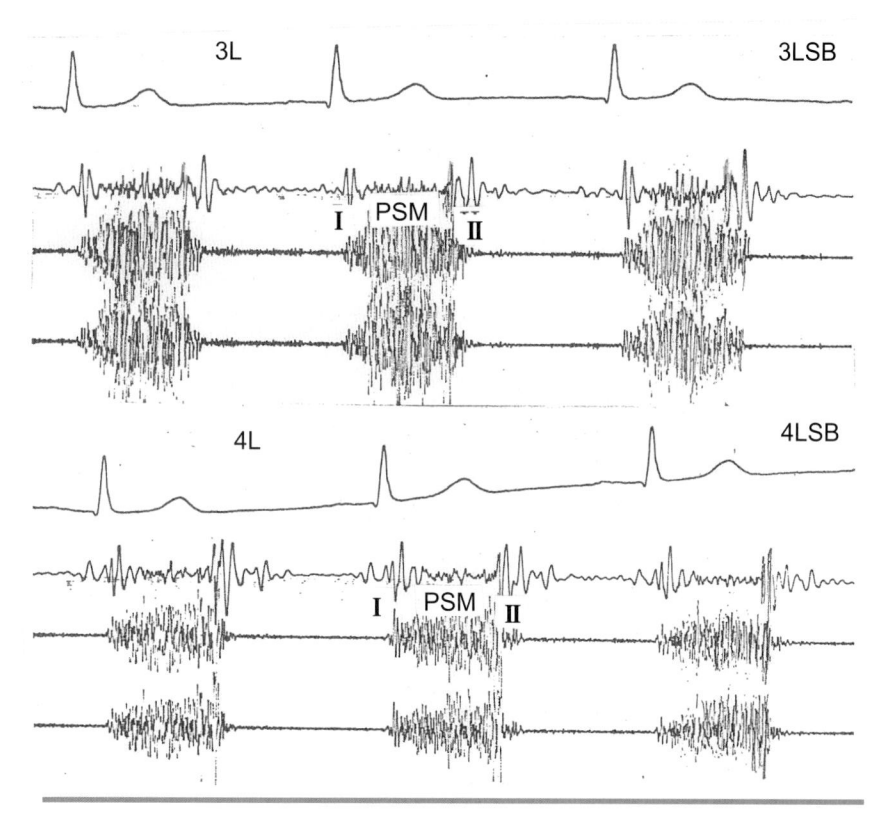

図 5-3 心室中隔欠損症Ⅱ型（膜性部欠損）
第3肋間胸骨左縁 3LSB に最強点がある。第4肋間胸骨左縁 4LSB の雑音の音量も比較的大きい。

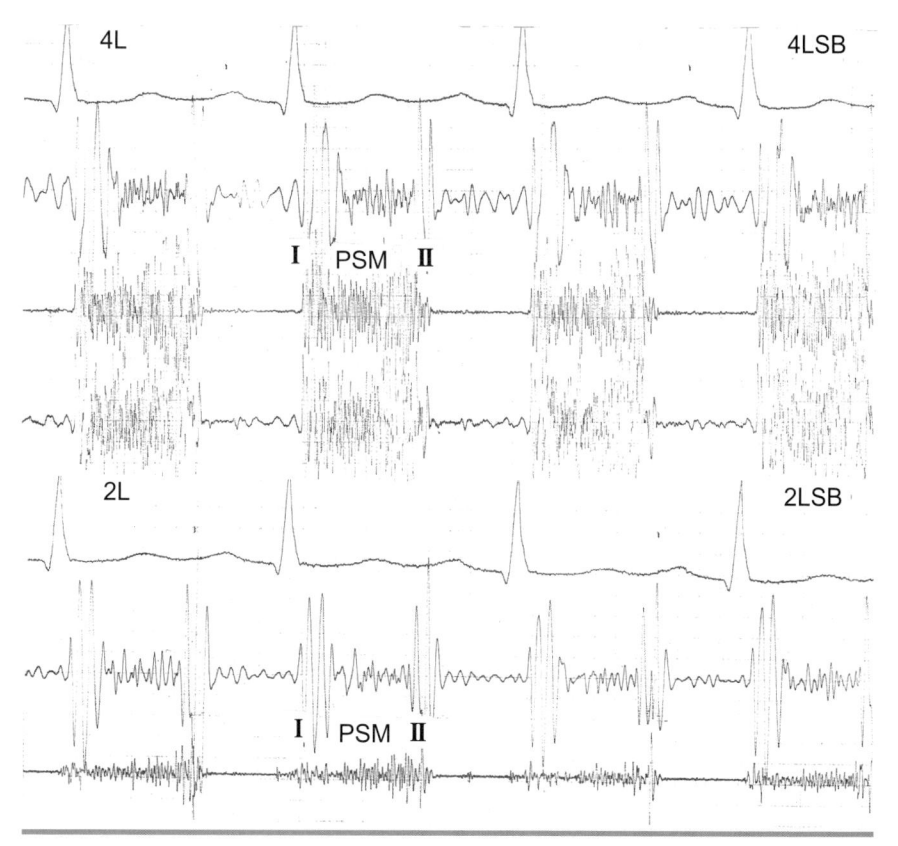

図 5-4 心室中隔欠損症Ⅲ型（右室流入部欠損）
第4肋間胸骨左縁 4LSB（LLSB）に最強点がある。

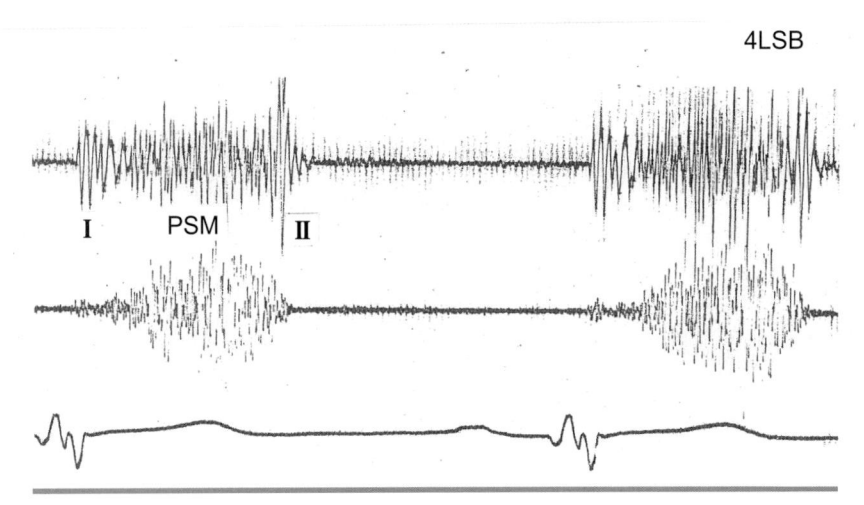

図 5-5 心室中隔欠損症Ⅳ型（筋性中隔欠損）
第4肋間胸骨左縁 4LSB に最強点があり，雑音のタイプは漸増-漸減型（ダイヤモンド型），心電図は完全右脚ブロックを呈している。

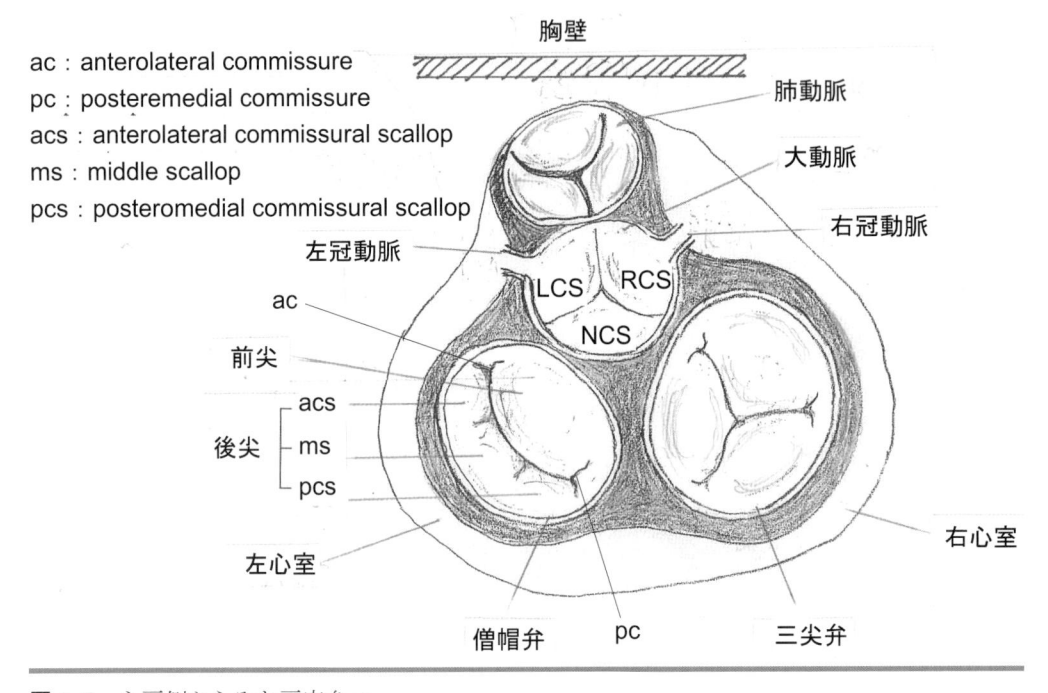

図 5-6 心房側からみた房室弁口

ベル（**図 5-8**）
・pcs の腱索断裂：第4肋間胸骨左縁附近（**図 5-9**）
・ms の腱索断裂：心尖部附近（**図 5-10**）
・前尖の腱索断裂：心尖部附近（**図 5-11**）

3）大動脈弁狭窄症 aortic stenosis（AS）

AS の収縮期駆出性雑音の最強点は大動脈弁の性状によって異なる。大動弁石灰化狭窄や大動脈弁硬化性狭窄においては，大動脈弁直上である 3LSB または 4LSB に最強点があることが多い（**図 5-12**）。もちろん，大動脈領域 2RSB に最強点を有する場合も少なくない（**図 5-13**）。狭窄弁口を通過した血液の乱流が大動脈弓や頸動脈付近まで到達すると，頸動脈領域への雑音伝達を認める。

4）大動脈弁逆流症 aortic regurgitation（AR）

大動脈弁逆流の拡張期灌水様雑音 diastolic blowing murmur の分布範囲は大動脈拡大・延長および左室拡大や胸郭拡大などの程度によって異なる。大動脈領域 2RSB あるいは 3LSB（**図 5-14**）から心

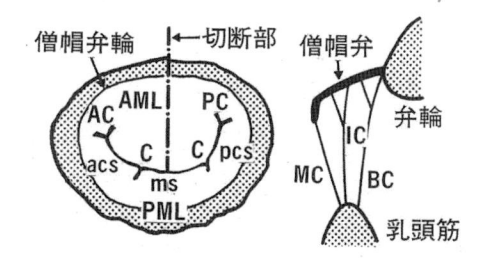

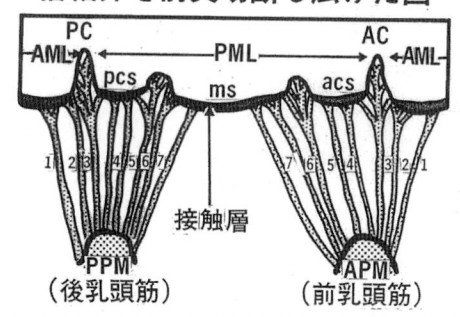

AML：僧帽弁前尖，PML：僧帽弁後尖
AC：前交連，PC：後交連，C：弁裂
acs：前交連scallop，mc：中央scallop
pcs：後交連scallop
〔一次腱索〕
1. 主固定前尖（後尖）腱索
2. 側面固定前尖（後尖）腱索
3. 前交連（後交連）腱索
4. 主固定前交連（後交連）scallop腱索
5. 弁裂腱索（前乳頭筋，後乳頭筋）
6. 側面固定後尖腱索
7. 主固定後尖腱索
〔二次腱索〕
IC：中間腱索 intermediate chordae
〔三次腱索〕
BC：基部腱索 basal chordae

図 5-7　僧帽弁と腱索の構造・立体的関係

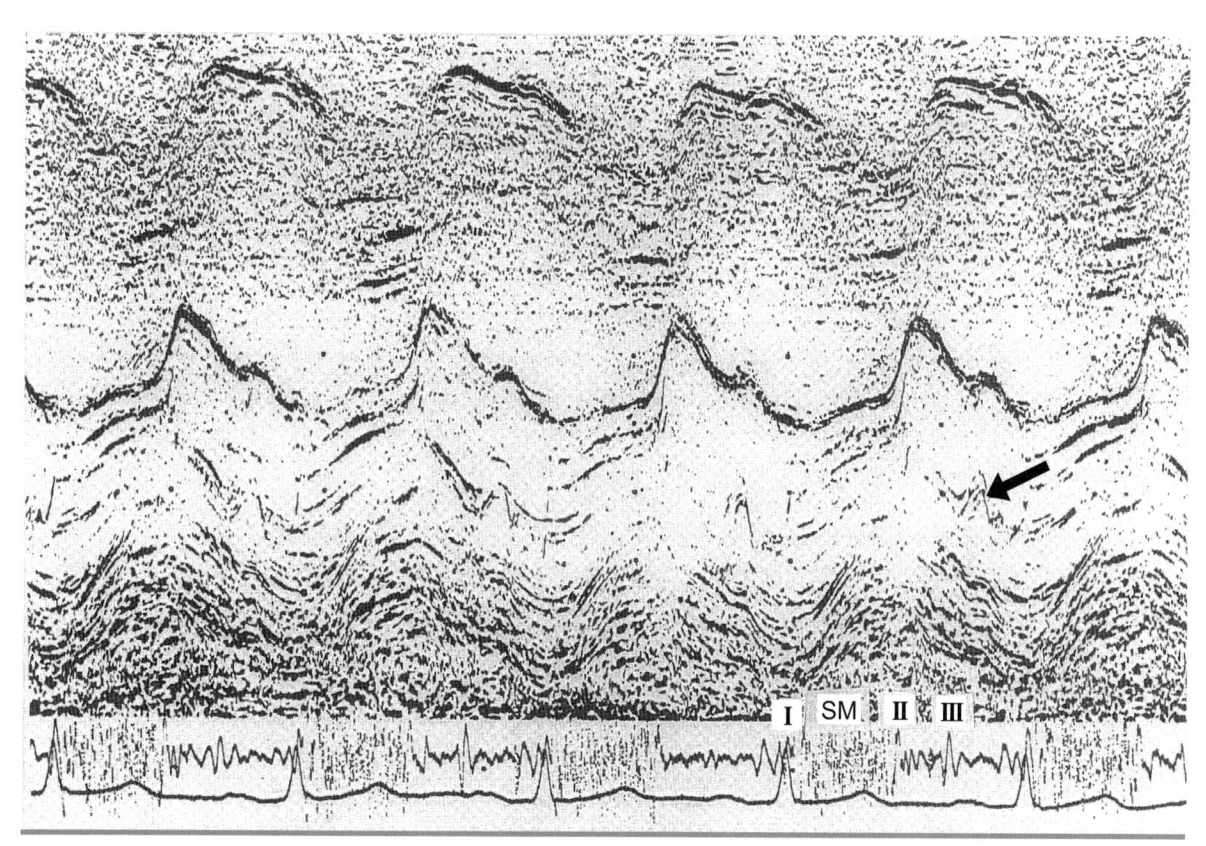

図 5-8　僧帽弁後尖外側交連 scallop（acs）の腱索断裂
後尖の進藤 fluttering を認める（矢印）。

― 35 ―

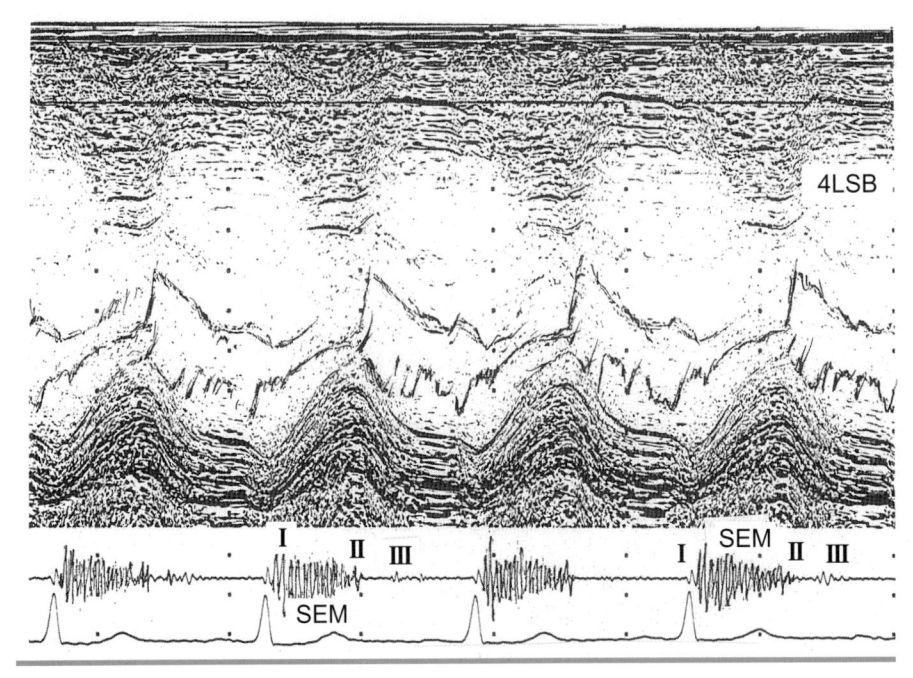

図 5-9 後内側交連スキャロップ posteromedial scallop（pcs）の腱索断裂
僧帽弁後尖 scallop の腱索断裂で，後尖が systolic fluttering を呈している。第 4 肋間胸骨左縁 4LSB に最強点を有する。

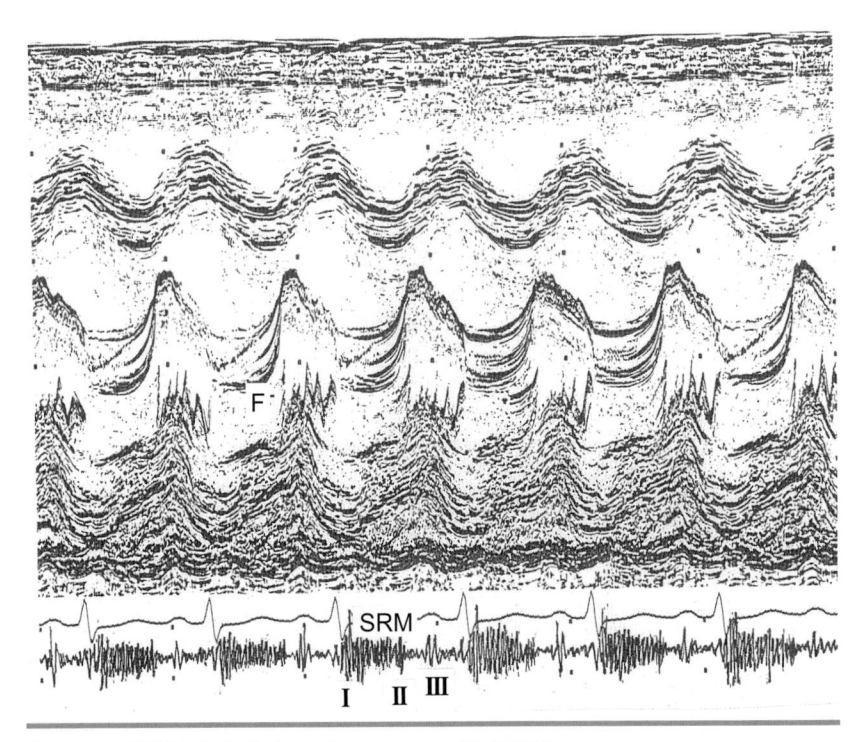

図 5-10 僧帽弁後尖中央 scallop（ms）の腱索断裂
後尖は systolic fluttering を呈し，収縮期逆流性雑音 systolic regurgitant murmur（SRM）を認める。著明なⅢ音を伴っている。F：fluttering

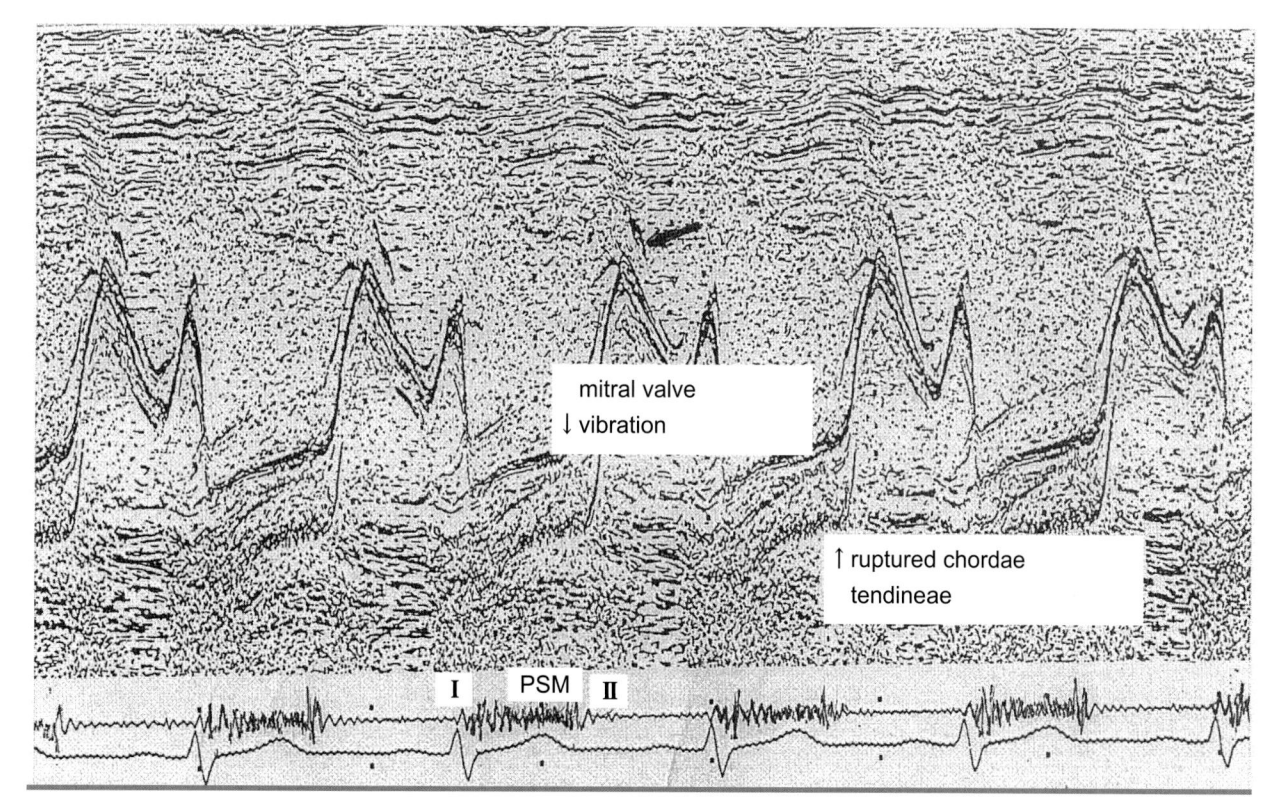

図 5-11 僧帽弁前尖の腱索断裂
前尖の振動 vibration と断裂腱索のひらひらする運動 flicky motion（矢印）と全収縮期雑音 pansystolic murmur（PSM）．

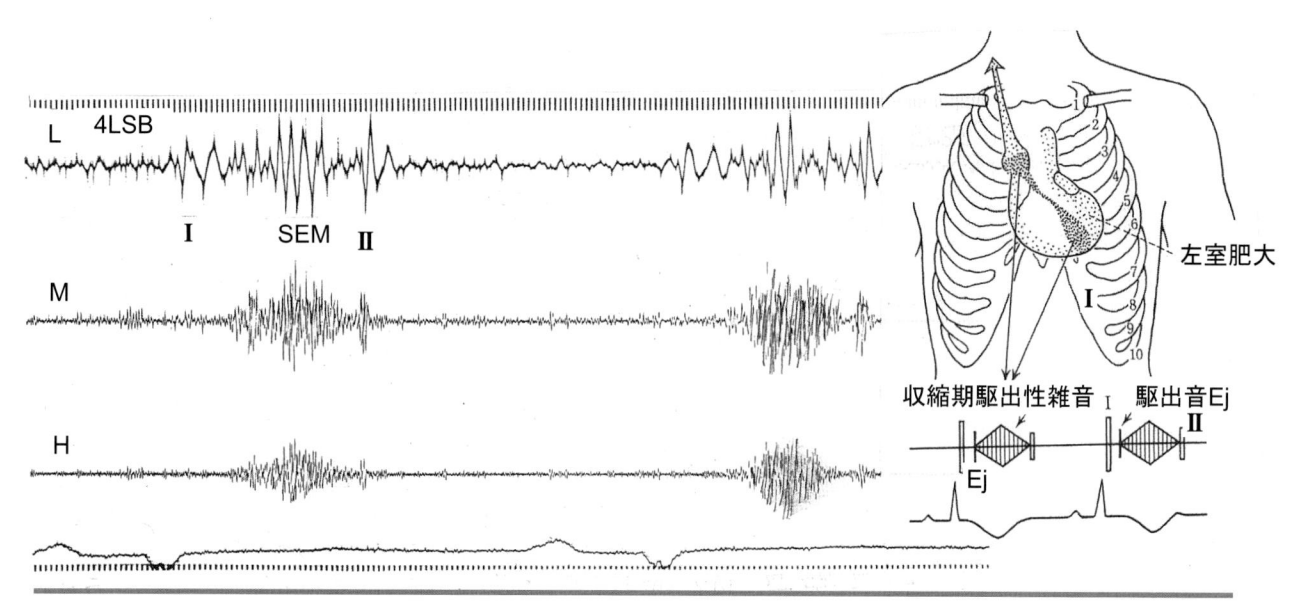

図 5-12 大動脈弁狭窄症 AS
収縮期駆出性雑音 SEM（ダイヤモンド型）の最強点は第 4 肋間胸骨左縁 4LSB にある．収縮期中期雑音である．

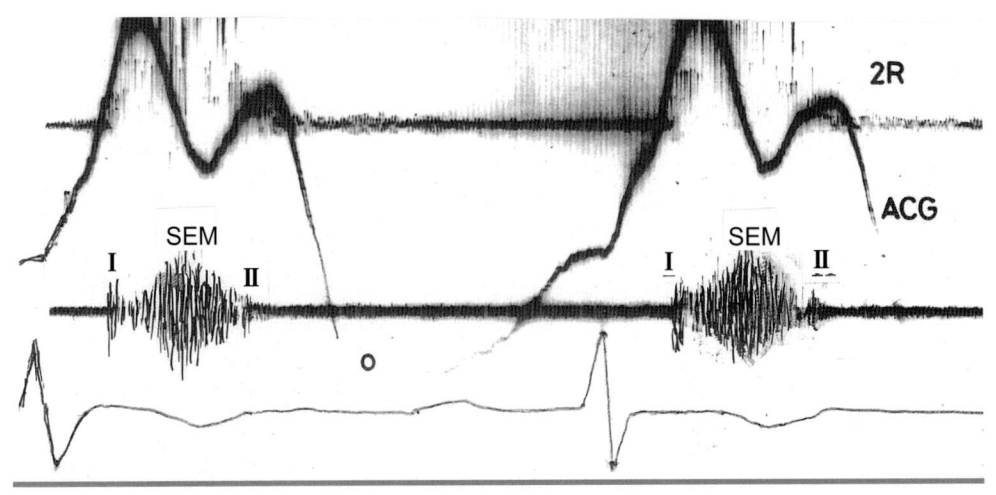

図 5-13 大動脈弁狭窄症におけるⅡ音の減弱と収縮期駆出性雑音 SEM
大動脈弁領域 2RSB に最強点を有する。大動脈弁硬化を認める症例。

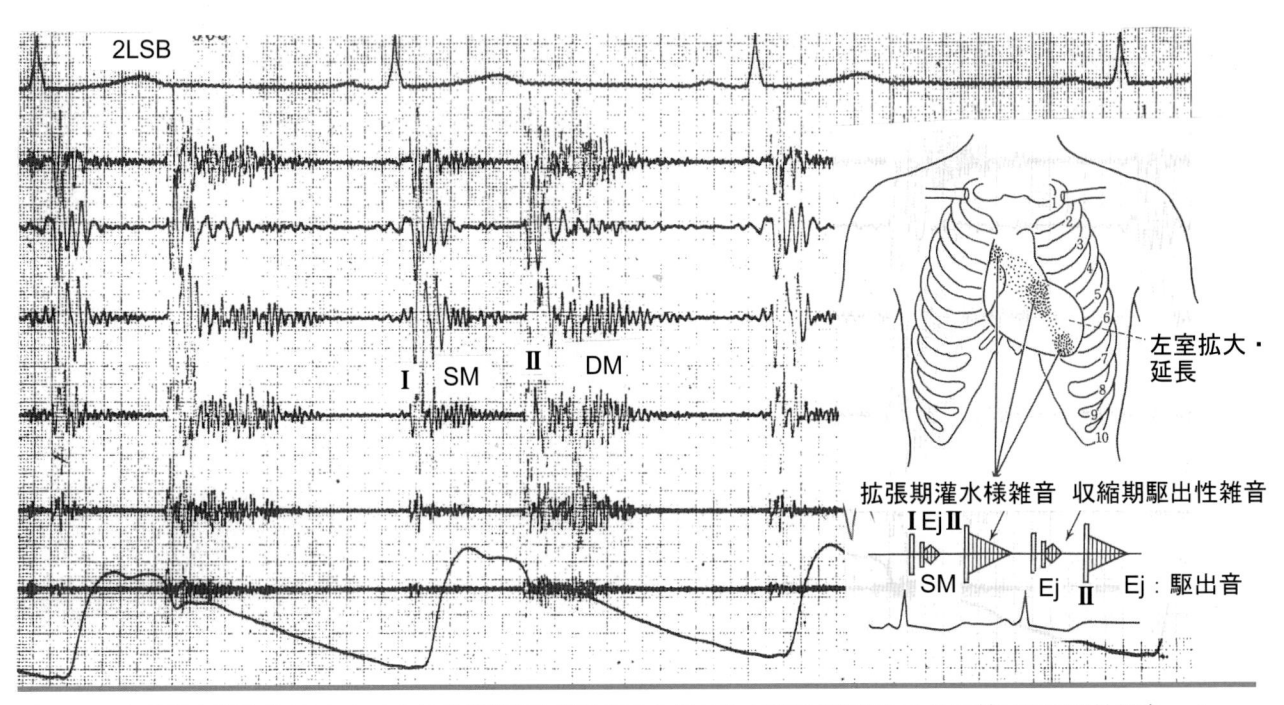

図 5-14 大動脈弁逆流症 AR における拡張期逆流性雑音 DM と相対的大動脈弁狭窄による収縮早期駆出性雑音 early systolic ejection murmur（SM）を認める。

尖部，さらに左腋窩まで広く最強点が存在しうる。特に左腋窩に最強点を有する雑音は，Cole-Cecille 雑音（図 5-15）と呼ばれている。

5）動脈管開存症 patent ductus arteriosus（PDA）

PDA は先天性心奇形である。PDA の連続性雑音 continuous murmur（Gibson 雑音ともいう，1900）は，左第 2 肋間または第 3 肋間の胸骨左縁ではなく，胸骨左縁から少し左側に離れた位置に存在する（図 5-16）。PDA 雑音の音量は，動脈管の大きさにもよるが，比較的大きく Levine Ⅲ～Ⅴ度の極めて粗い雑音を呈し，機械様雑音 machinery murmur，あるいは機関車雑音 locomotive murmur と呼ばれ（図 5-17），左方へ向かって伝播する。しかし，肺高血圧を有し，肺動脈圧が上昇して，大動脈圧と平衡を呈するようになると，雑音は消失する（図 5-18）。

6）Valsalva 洞動脈瘤破裂 ruptured aneurysm of the sinus of Valsalva

Valsalva 洞動脈瘤破裂の連続性雑音の最強点は 3LSB

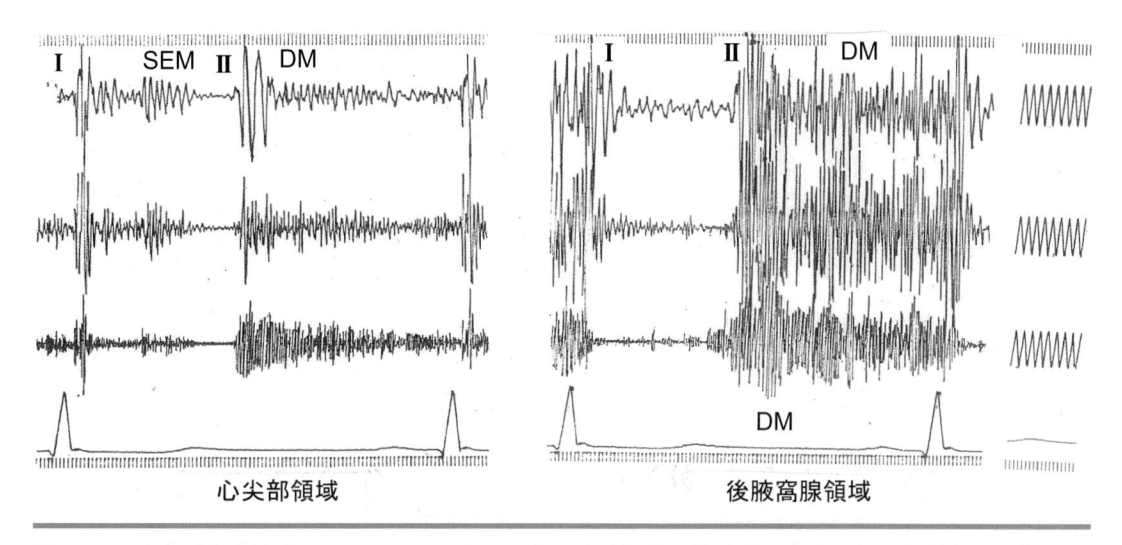

図 5-15　大動脈弁逆流症 AR においてみられた後腋窩腺領域に最強点を有する拡張期逆流性雑音 DM で，Cole-Cecill 雑音といわれるものである。

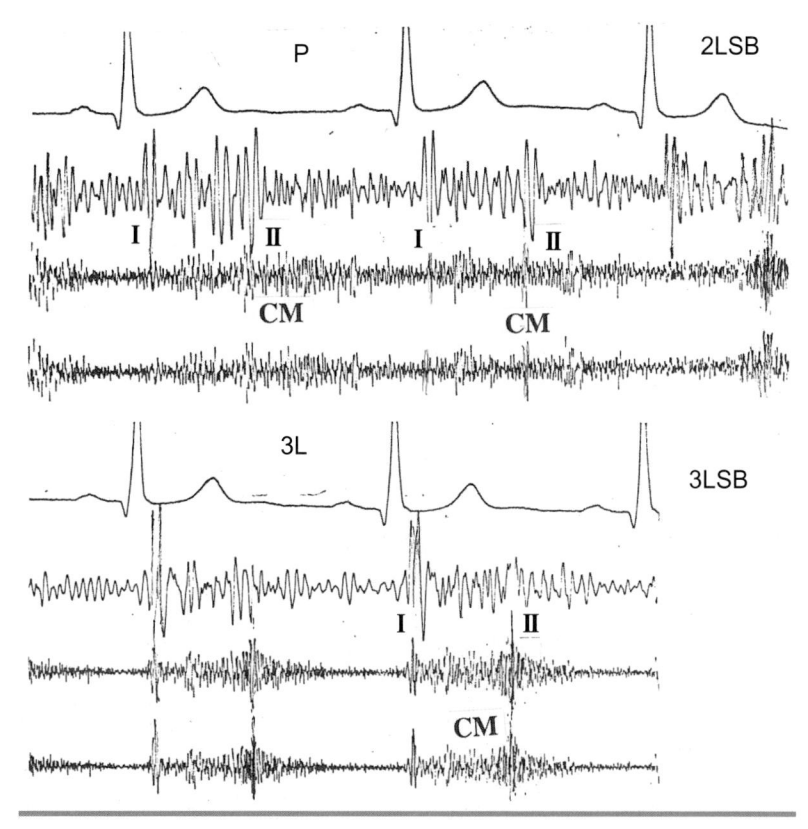

図 5-16　動脈管開存症 PDA，肺動脈領域 2LSB に最強点を有する連続性雑音 CM（Levine Ⅳ度）

(Erb 領域) から 4LSB (LLSB) にかけて分布する。通常，右冠尖または無冠尖の Valsalva 洞から動脈瘤が発生し（**図 5-19**），右室流出路へ破裂する。稀に右心房や左心房への破裂も認められるが，右室流出路への破裂が最も多い（**図 5-20**）。しばしば VSD を伴っている。Valsalva 洞動脈瘤破裂は，厳密には連続性雑音ではなく，往復性雑音（ブランコ雑音）to and fro murmur であるが，右室流出路へ破裂すると，胸壁に近い連結性雑音として聴かれる。Vasalva 洞動脈瘤は先天性心奇形で，雑音もなく，無症状で経過するが，心内膜炎などに合併して瘤が破裂すると，連続性雑音を伴い，突然の心不全を発症して，呼吸

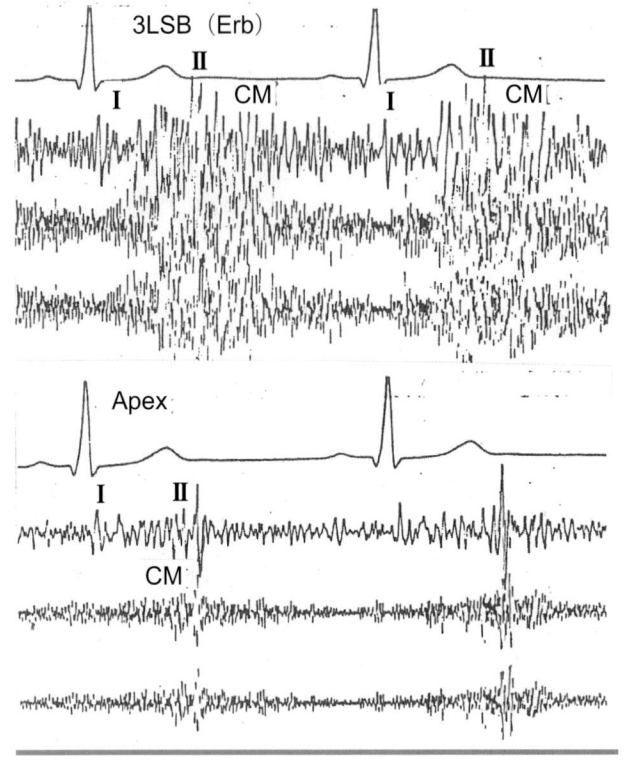

図5-17 動脈管開存症 PDA
Erb 領域に最強点（Levine V）を有する連続性雑音 CM。左上方へ伝播。心尖部にも連続性雑音 CM がある。

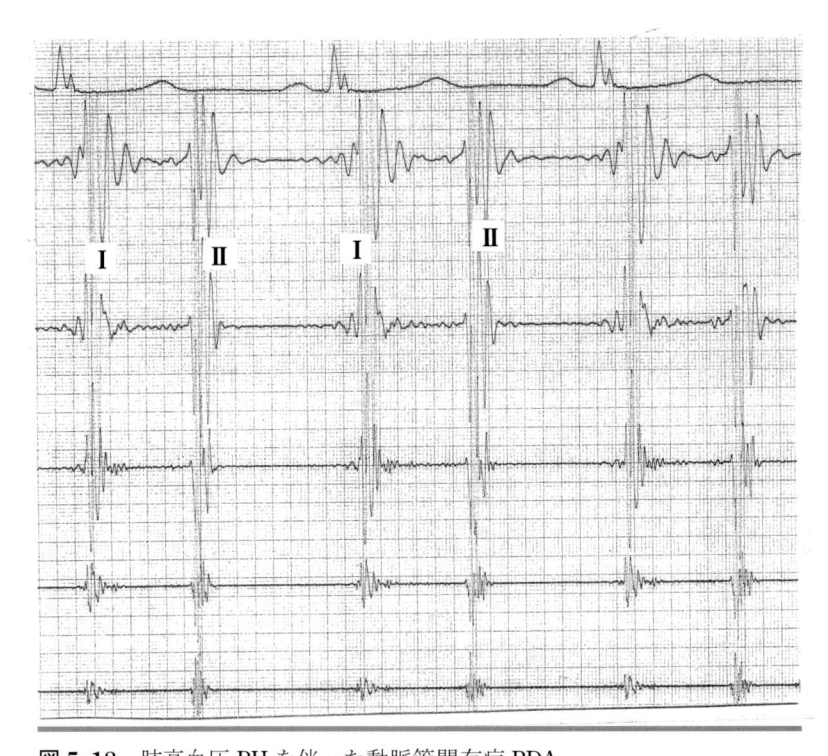

図5-18 肺高血圧 PH を伴った動脈管開存症 PDA
II 音の亢進を認める。肺動脈圧は血圧とほぼ同じで，平衡がとれ，雑音は消失している。運動負荷を行うと，収縮期雑音が出現する。

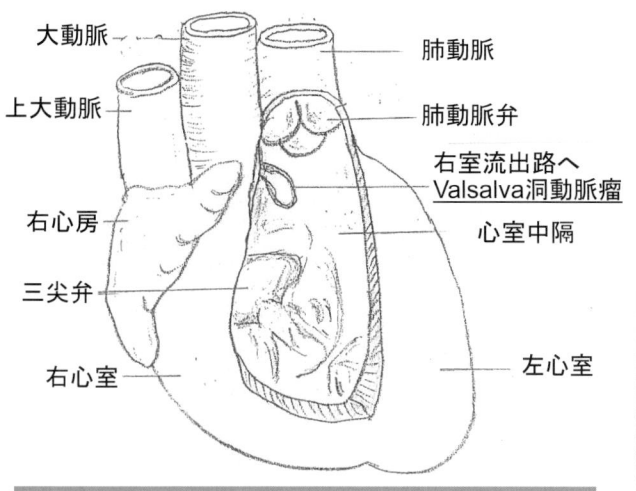

図 5-19 Valsalva 洞動脈瘤

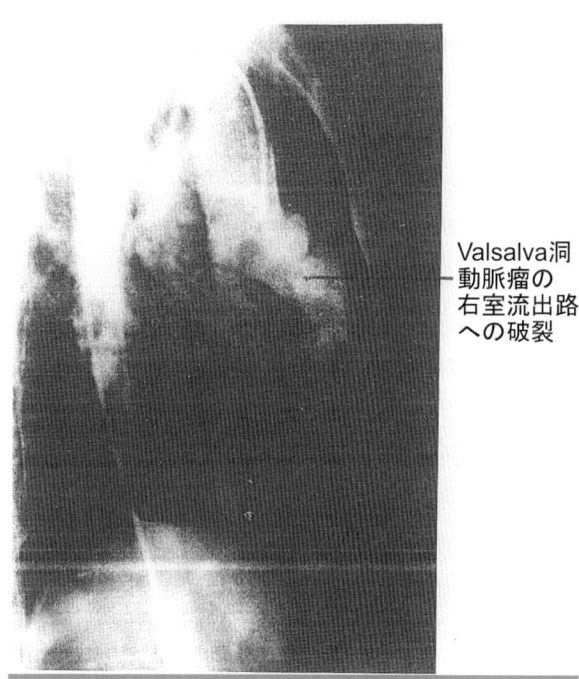

図 5-20 Valsalva 洞動脈瘤破裂の大動脈造影

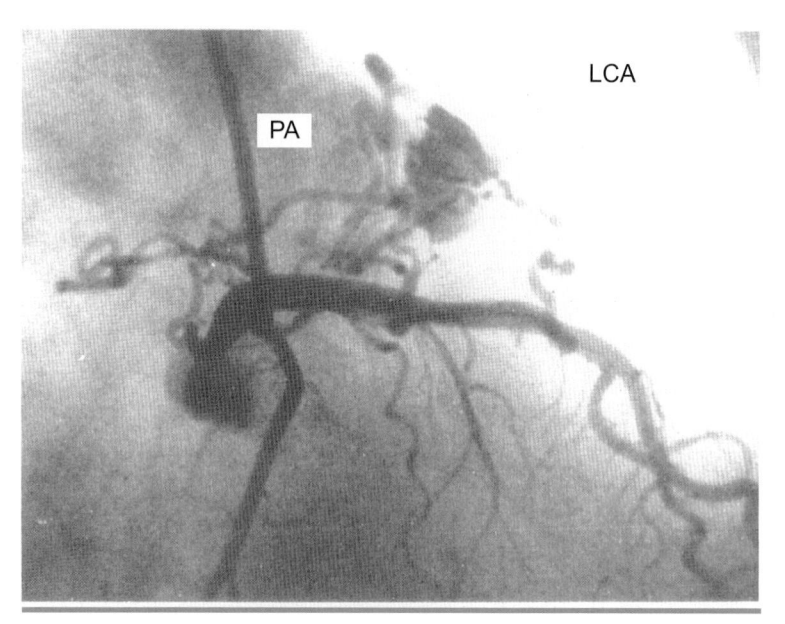

図 5-21 冠動脈-肺動脈瘻の造影所見

困難を主訴に来院することが多い。

7) 冠動脈-肺動脈瘻

冠動脈-肺動脈瘻は比較的稀にみられる先天性奇形である。左冠動脈と肺動脈の間が交通枝で繋がっており，しばしば複数の枝分かれを認める（図5-21）。収縮期および拡張期いずれも圧較差があるので，連続性雑音として聴かれる。流量が比較的少ないので，音量は小さく，Levine II～III度程度で，第3肋間または第4肋間胸骨左縁に最強点を有する。左冠動脈造影で確認される。最近，冠動脈造影が頻回に行われるようになり，冠動脈-肺動脈瘻を認める比率が増加している。

8) 肺動脈弁狭窄症 pulmonary valvular stenosis (PS)

肺動脈弁狭窄症の最強点は 2LSB から左鎖骨下領域に分布し左鎖骨上窩へ伝播する。収縮期雑音は粗雑で，音量も大きく，II音大動脈成分IIAを越えて

肺動脈成分ⅡPの前で終わる。Ⅱ音は大きく割れて分裂し，大動脈成分は雑音のなかに埋もれ，肺動脈成分は減弱する。肺動脈漏斗部狭窄 pulmonary infundibulor stenosis ではⅡ音の分裂は生じない。

9）肺動脈分枝狭窄症 pulmonary branch stenosis

稀に肺動脈の分枝に狭窄を有する先天性心疾患であるが，血流がそれほど多くないので，雑音は比較的小さくLevineⅡ～Ⅲで，分枝狭窄部位の直上で雑音を聴取し，雑音の分布は比較的限局している。

2　心雑音の強度と音量

雑音の音量と疾患の軽重はあまり関係ないといわれるが，無関係とはいいきれない。一般的には，軽症から中等症で音量が大となり，最軽症や最重症で音量が小となる。その理由は，最軽症例では血流の擾乱の程度が軽いからであり，最重症例では擾乱を起こす血流そのものが減少しているからである。

音量を評価するLevine分類は，本来収縮期雑音についての分類であり，機能性雑音を病的雑音から区別するために考案されたものである。しかし，実際には雑音の強さから機能性雑音を篩い分けることは困難である。病的雑音にはⅠ度からⅥ度まですべてのものが存在するからである。ちなみにpin-holeの欠損口を有するVSDは自覚症が全くなく軽症で，Roger病 Maradie de Rogerといわれる。その雑音は強大で，Roger雑音と呼ばれ，その強さはⅤ～Ⅵ度である。また，拡張期雑音に対してもLevine分類が用いられるが，それはLevine分類の応用である。Levine分類はⅠ度違うごとに約10dBの音量差があるといわれ，Ⅳ度以上の雑音は振顫を伴うことが多い。ちなみにLevine分類を示すと，以下のようになる。

【収縮期雑音のLevine分類】

第Ⅰ度 grade I（very slight）：最も微弱な雑音。聴診器をあてた当初は聞こえないが，注意深く聴診すると聴きとれる。

第Ⅱ度 grade II（slight）：聴診器をあてた途端に聴こえるが，弱い雑音である。

第Ⅲ度 grade III（moderate）：明瞭に聴取できる中等度の雑音（Ⅱ度とⅤ度の中間で弱い雑音）である。

第Ⅳ度 grade IV（loud）：Ⅱ度とⅤ度の中間で強い雑音（Ⅲ度に比べて耳に近く聴こえる）である。

第Ⅴ度 grade V（very loud）：聴診器で聴取できる最大の雑音で，聴診器を胸壁から離すと聴きとれない。

第Ⅵ度 grade VI（loudest possible）：聴診器を胸壁から離しても聴取できる大きな雑音である。

3　心雑音の時相

雑音の時相は収縮期と拡張期の区分だけでは不十分であり，さらに詳しく細分することが必要である。下記のように区分される。

1）収縮期：早期，中期，後期，全収縮期
2）拡張期：早期，中期，前収縮期
3）超時相性：収縮期横断性，連続性

それぞれの雑音の時間的経過を聴診していくと，雑音の音量に変化がみられる。雑音の音量の時間的変化は，漸増性，漸減性，漸増-漸減性，平坦などのごとく分類される。心時相と心雑音の時間的変化の関係を詳細に分類して診断に活用する。

聴診によって心時相の時間的推移を評価するうえで，もう一つ大切なことは，収縮期時間と拡張期時間を比較することである。収縮期時間が長い場合は，大動脈弁狭窄や肥大性閉塞性心筋症 HOCM が考えられ，拡張期時間が長い場合は，大動脈弁逆流が考えられる。

僧帽弁逆流症 MR についてみると，MR の全収縮期雑音は，往々にしてⅠ音より早く始まり，しばしばⅡ音をわずかに越えて持続することから，本来なら連続性雑音というべきであるが，その連続性が特殊であるため，収縮期横断性雑音 transsystolic murmur と呼ばれている（図5-22）。

肺動脈弁狭窄症 PS の右心側の収縮期雑音はⅡ音大動脈成分ⅡAを越えて肺動脈成分ⅡPの直前に終わるが，ⅡAは収縮期雑音のなかに埋もれているから，厳密には連続性雑音 continuous murmur であるが，肺動脈性の収縮期駆出性雑音であるため，肺動脈駆出時間が大動脈駆出時間より長くなり，Ⅱ音大動脈成分ⅡAを越えてⅡ音肺動脈成分ⅡPの直前に終わるのである（図5-23）。

大動脈弁逆流症 AR において心周期のなかの拡張

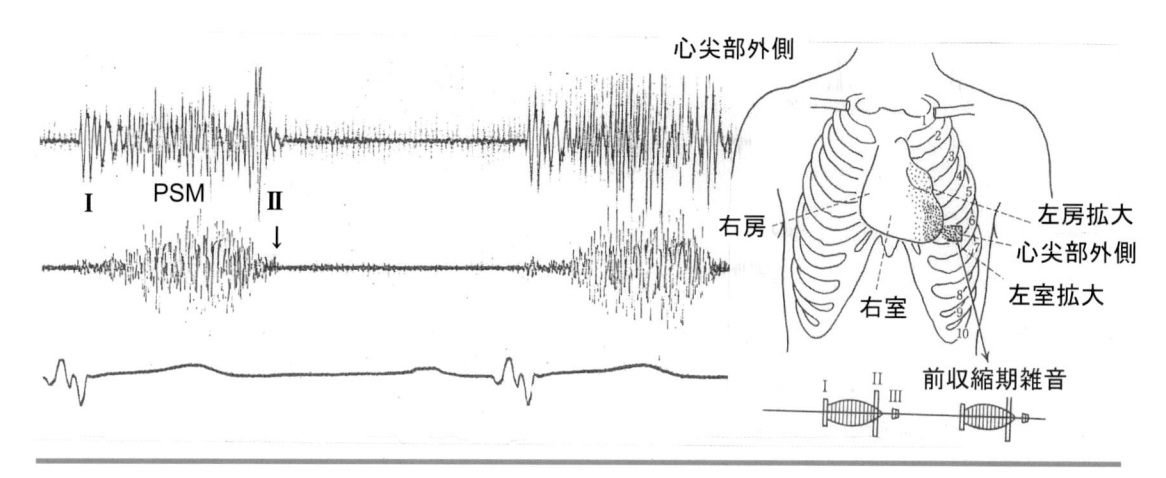

図 5-22　僧帽弁逆流症 MR の収縮期逆流性雑音
心尖部外側 exoapical に最強点を有する収縮期逆流性雑音を認め，3 音を伴っている。雑音はⅡ音を越えて僧帽閉鎖の前で終わっている（矢印）収縮期横断性雑音である。

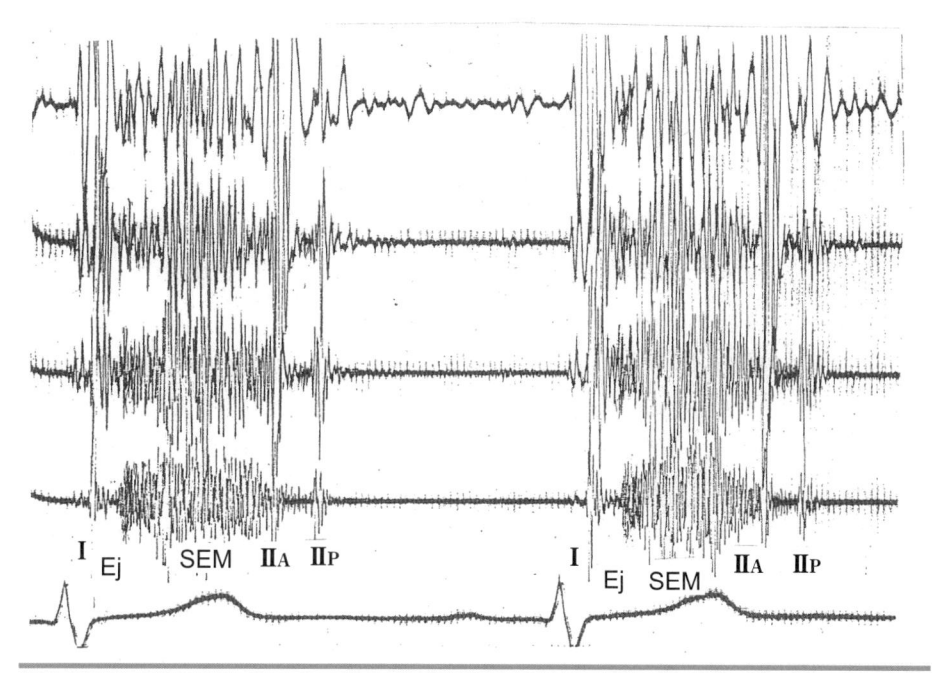

図 5-23　肺動脈弁狭窄症 PS
肺動脈性駆出音 Ej に続いて収縮期駆出性雑音 SEM を認め，雑音はⅡ音大動脈成分ⅡA を越えて肺動脈成分ⅡP で終わっている。Ⅱ音の分裂間隔ⅡA-ⅡP は 0.11sec と幅広い。

期雑音成分，すなわち拡張期灌水様雑音が左室等容収縮期の間に始まっているので，厳密にはこれも心時相を越えていることになる。

各時相に関連して生じる収縮期雑音，拡張期雑音，および超時相性雑音とそれにかかわる疾患について整理してみる。

1）収　縮　期

(1) 収縮早期雑音 protosystolic murmur, early systolic murmur

収縮早期雑音は収縮期の前半に存在する雑音で，多くの場合，収縮期駆出性雑音である。大動脈および肺動脈を流れる血流量増大に伴う血流速度の増強によって生じる収縮期駆出性雑音 systolic ejecton murmur（SEM）である。代表的なものをあげると下記のような雑音である。

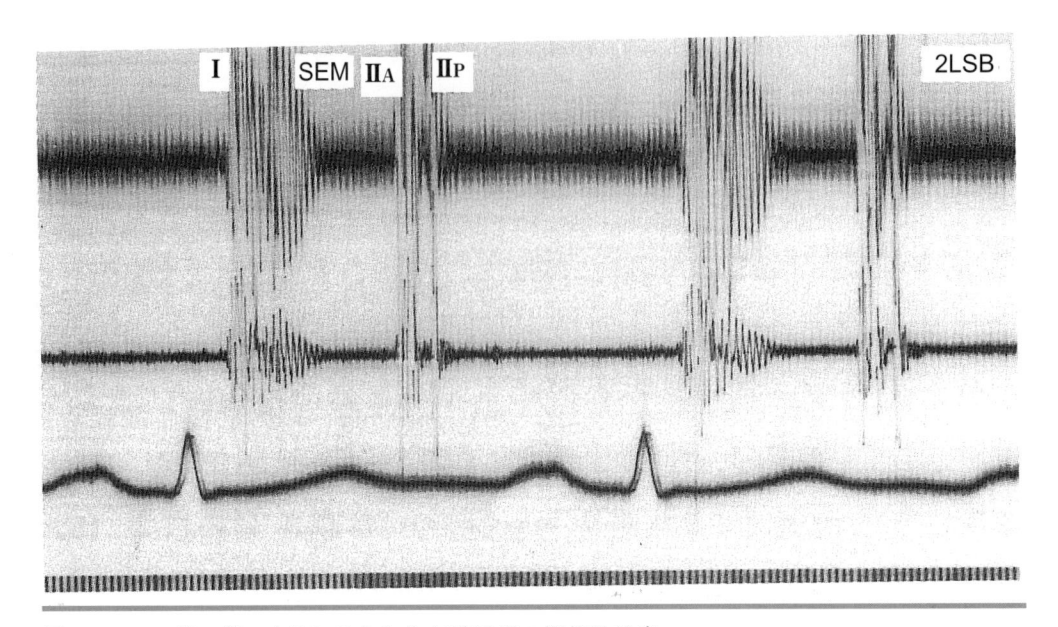

図 5-24 22 歳の若い女性にみられた収縮早期の機能性雑音
楽音様収縮期駆出性雑音 musical systolic ejection murmur で Still's murmur という。

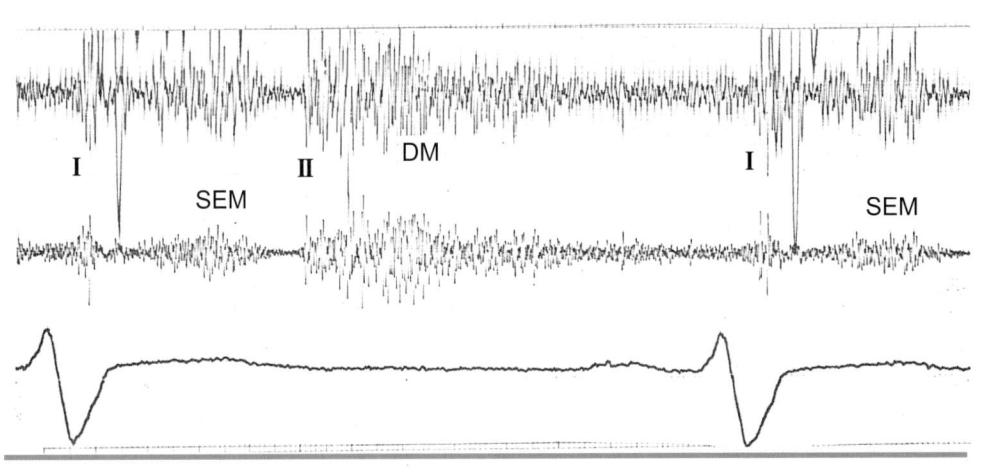

図 5-25 大動脈弁逆流症 AR における拡張期逆流性雑音 DM（漸増-漸減型）と相対的大動脈弁狭窄による収縮期駆出性雑音 systolic ejection murmur（SEM）を認める。

(a) 機能性雑音：心拍出量亢進による駆出性雑音で，しばしばⅢ音を伴う。若年健常者にみられる。図 5-24 に示す心雑音は綺麗な振動を示す楽音様の機能性雑音であるが，Still's murmur といわれる雑音である。22 歳の女性のものである。

(b) 大動脈弁逆流に随伴する駆出性雑音：大動脈弁の逆流血を受けて左室から大動脈への駆出量が増大することによって生じる相対的大動脈弁狭窄の雑音である。したがって，拡張期灌水様雑音を伴っている（図 5-25）。

(c) 貧血，甲状腺機能亢進症：貧血では血液粘度の低下と血液流動特性の亢進に伴う駆出量増大と血流速度の上昇によって，また甲状腺機能亢進症では頻脈と心拍出量増大による血流速度の上昇によって収縮早期駆出性雑音を招来する（図 5-26）。

（2）収縮中期雑音 midsystolic murmur

収縮中期雑音は本来の駆出性雑音 ejection murmur である。収縮期駆出性雑音は前述のごとく大血管を血流が疾い速度で通過する際に生じる。雑音のタイプは漸増-漸減型でダイヤモンド型 diamond shape といわれる。収縮期駆出性雑音が発生する条件は下記のように3種類の場合がある。

①弁狭窄や流出路狭窄
②血流量および血流速度の増大

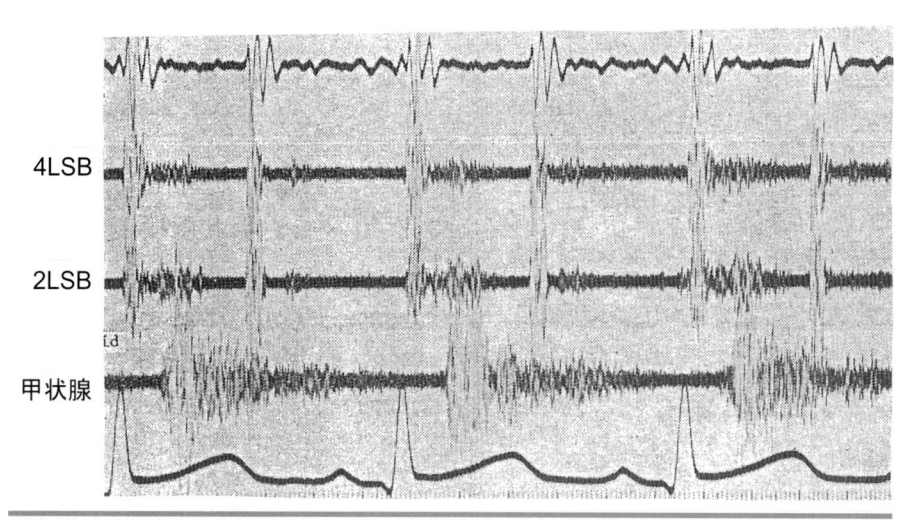

図 5-26　甲状腺機能亢進症の心雑音とⅠ音の亢進
（坂本二哉：心雑音；内科学 5 巻 6 号 1984 より引用）

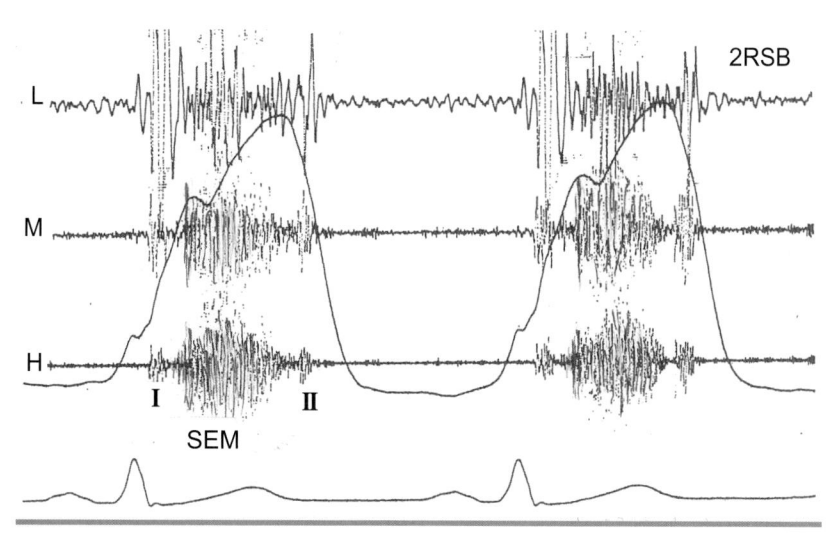

図 5-27　大動脈弁狭窄症 AS における収縮期駆出性雑音 SEM
雑音は漸増-漸減性（ダイヤモンド型）を示している。

③大血管の拡大

狭窄を有する疾患としては，大動脈弁狭窄症（図5-27），肺動脈弁狭窄症（図 5-28），肥大性閉塞性心筋症 HOCM（図 5-29）などがある。

血流量増大をきたす疾患をあげると，まず肺血流増大をきたす疾患として心房中隔欠損症 ASD や肺静脈還流異常があり，右心系と左心系の両方の血流増大をきたす疾患として貧血，甲状腺機能亢進症，妊娠などがあげられる。

大血管の拡大をきたす疾患や病変としては，大動脈拡大，大動脈弁輪拡張症（図 5-30），高血圧症，肺高血圧症などがある。

(3) 収縮後期雑音 late systolic murmur

代表的なものは僧帽弁逸脱症候群 mitral valve prolapse syndrome（MVPS）である。収縮中期クリック midsystolic click に続いて収縮後期雑音 late systolic murmur（LSM）が発現する（図 5-31）。MVPS は，僧帽弁に線維粘液腫性弁膜変性 fibromyxomatous valve degeneration（図 5-32）が生じることによって，僧帽弁が収縮期に弁輪の位置より左房側に張り出して逸脱する症候群（図 5-33）である。臨床的には MVPS に同義語が多く，floppy valve syndrome，flail valve syndrome（図 5-34），mixomatous mitral valve syndrome，systolic click syndrome などの呼称があ

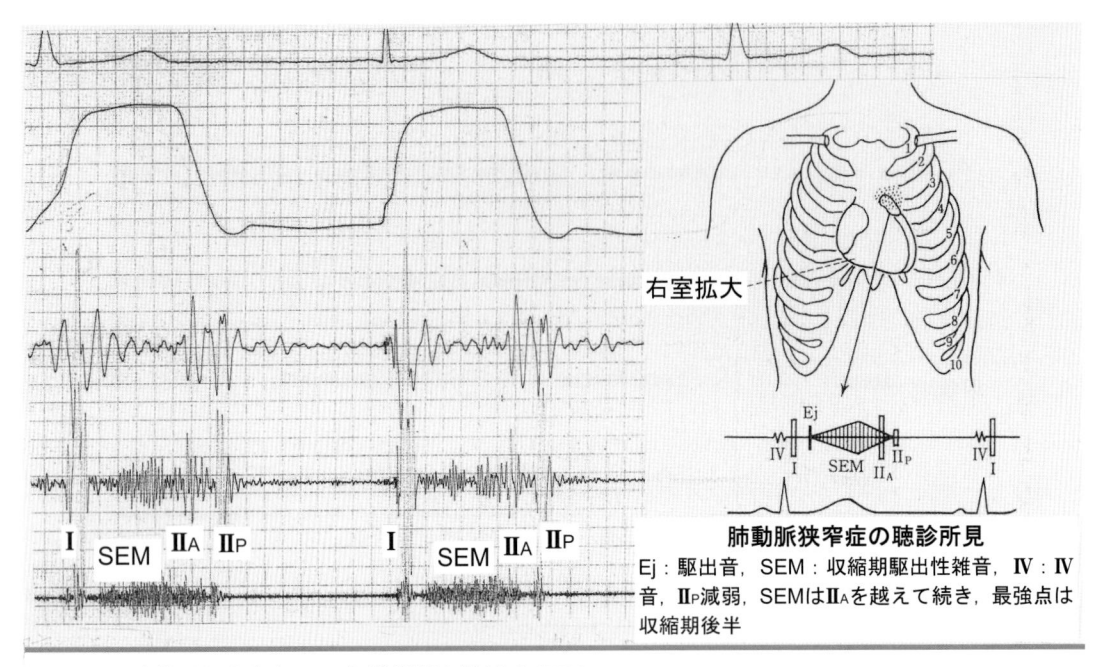

図 5-28 肺動脈弁狭窄症 PS，収縮期駆出性雑音 SEM
SEM は II 音大動脈成分 II A を越えて肺動脈成分 II P の前で終わっている。

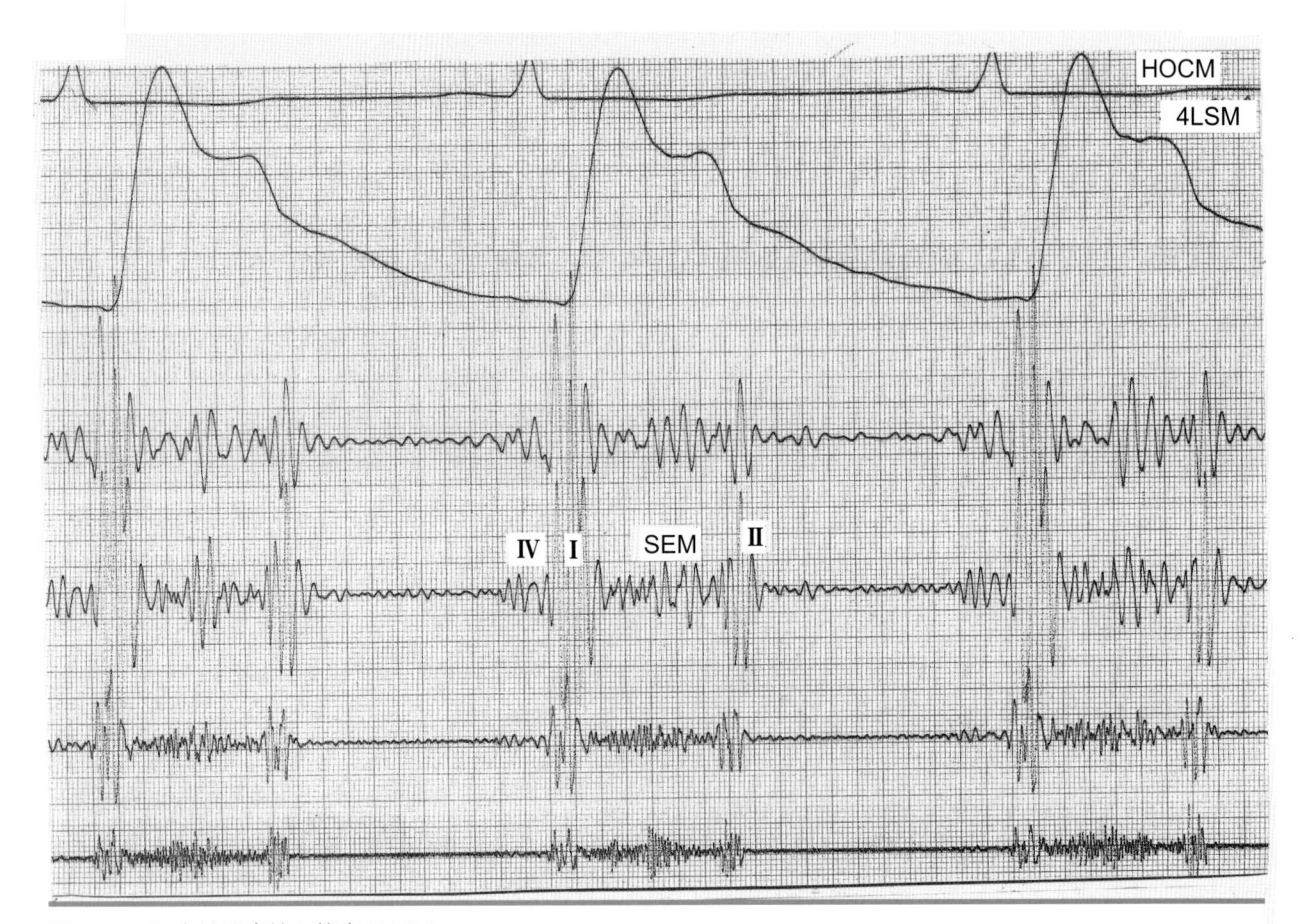

肺動脈狭窄症の聴診所見
Ej：駆出音，SEM：収縮期駆出性雑音，IV：IV音，IIP減弱，SEMはIIAを越えて続き，最強点は収縮期後半

図 5-29 肥大性閉塞性心筋症 HOCM
収縮期駆出性雑音 systolic ejection murmur（SEM），IV音を伴っている。

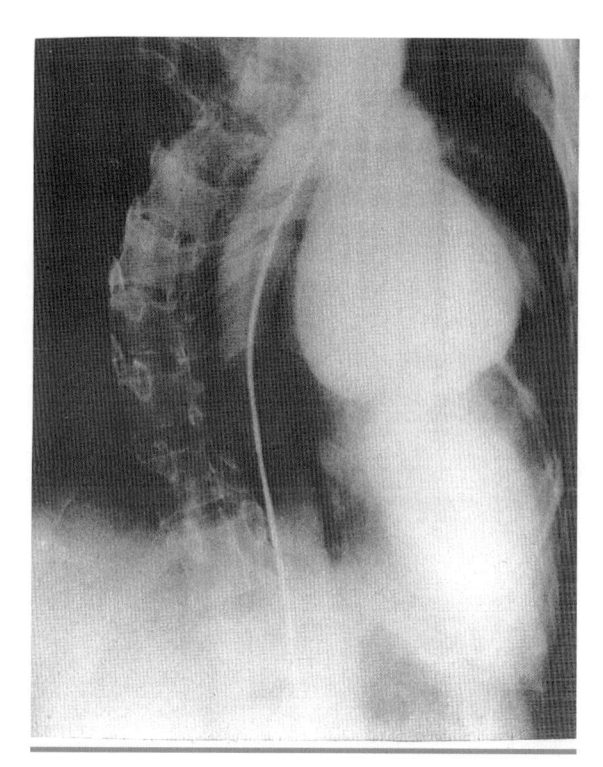

図 5-30　Marfan 症候群における大動脈弁輪拡張症
著しい大動脈弁逆流を認める。

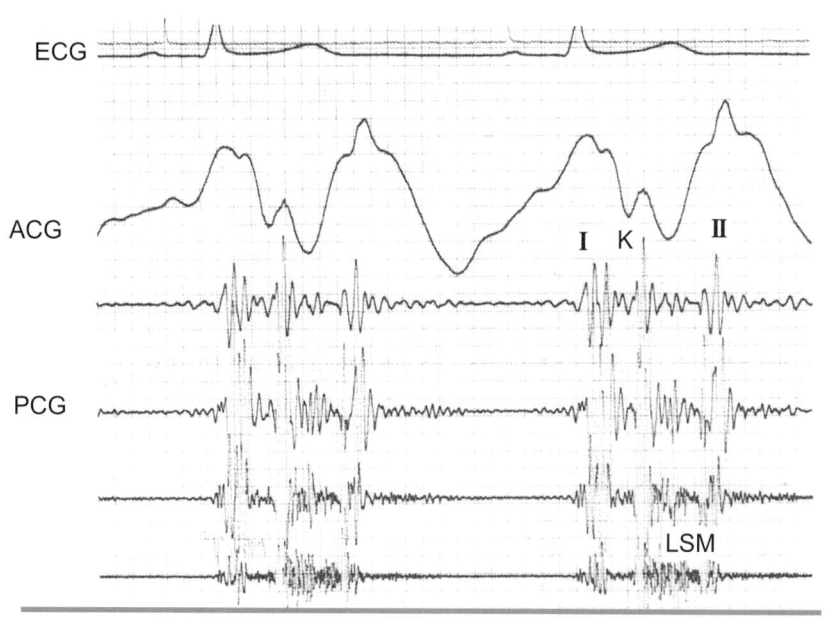

図 5-31　収縮中期 click（K）と収縮後期雑音 late systolic murmur（LSM）を伴った僧帽弁逸脱症候群
Ⅰ：Ⅰ音，Ⅱ：Ⅱ音，K：収縮中期 click，LSM：収縮後期雑音

る。MVPS は Marfan 症候群（図 5-35），弾性線維性偽黄色腫。pseudoxanthoma elasticum，や Ehlers-Danlos 症候群などの先天性結合組織疾患や Ebstein 奇型（図 5-34）などにおいてしばしばみられるが，突発性 idiopathic のものもある。

（4）全収縮期雑音 pansystolic murmur

収縮期逆流性雑音 systolic regurgitant murmur とも呼ばれ，全収縮期に亘る高調な雑音である。高圧の心腔ないしは血管から低圧の心腔あるいは血管へ高速の血流が流入する場合で，jet 流を形成して噴出

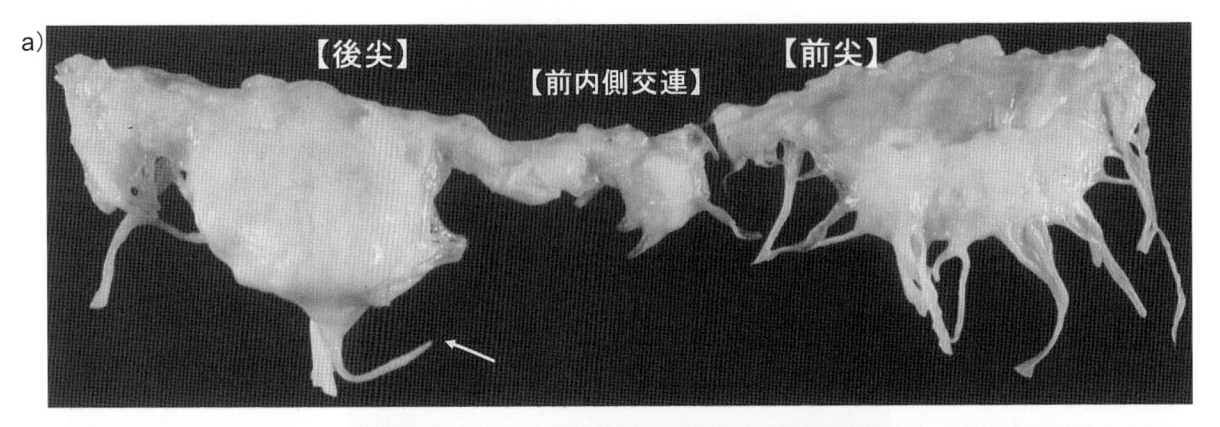

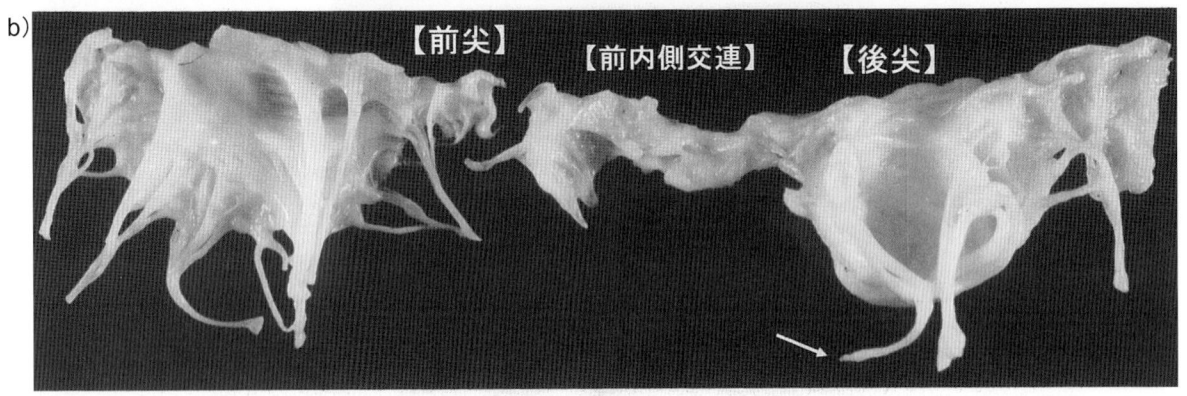

図 5-32 僧帽弁逸脱症候群における線維粘液腫性弁膜変性
a) 心房面から見た僧帽弁：後尖の粘液腫様肥厚と左心房へ向かう隆起。進展した腱索の断裂部（矢印）
b) 心室面から見た僧帽弁：後尖の interchordal hooding。進展した腱索の断裂部（矢印）

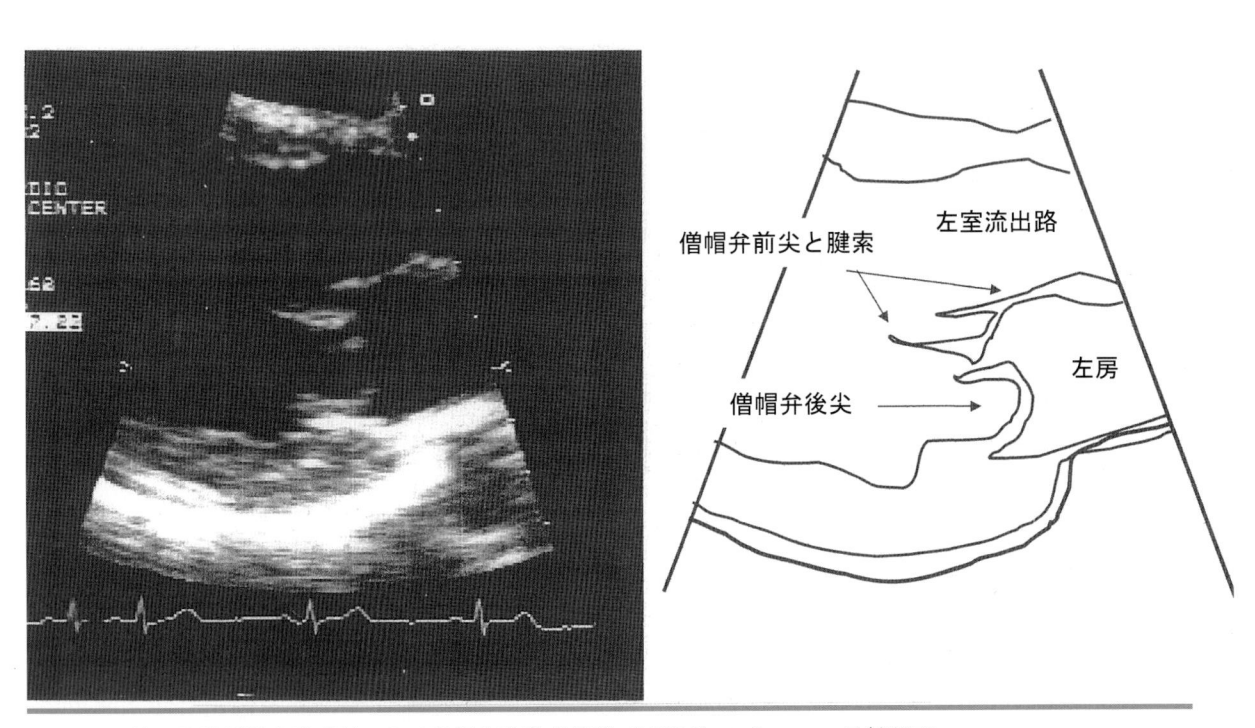

図 5-33 線維粘液腫性弁膜変性による僧帽弁逸脱症候群（MVPS）の心エコー長軸断面
後尖のエコー輝度上昇を伴わない肥厚とドーム状の逸脱

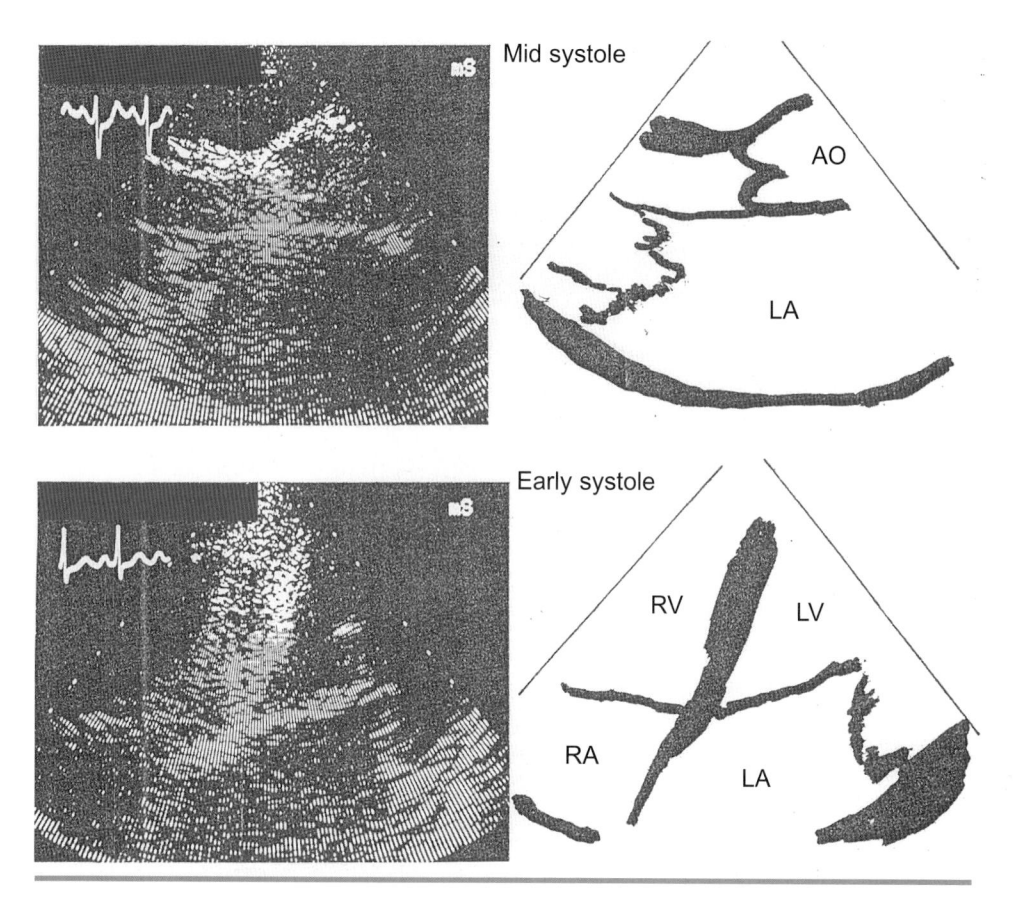

図 5-34　Flail leaflet and discoaptation

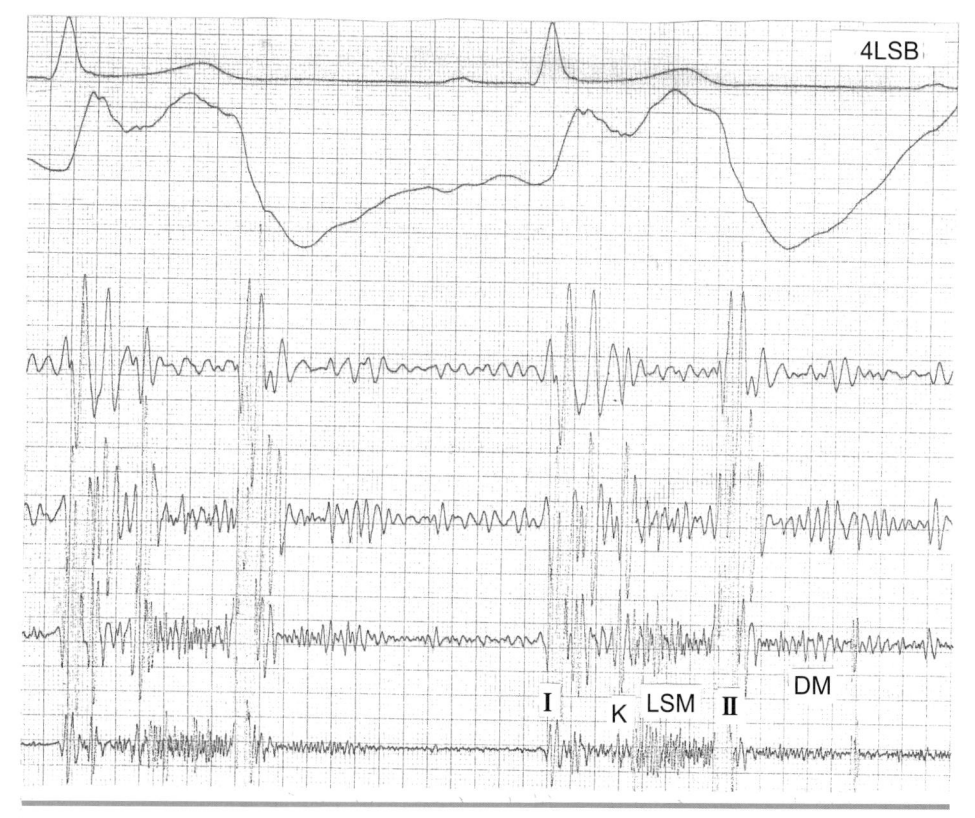

図 5-35　Marfan 症候群
収縮期 click（K），収縮後期雑音 LSM，大動脈弁逆流による拡張期雑音 DM（大動脈弁輪拡張に伴う大動脈弁逆流）

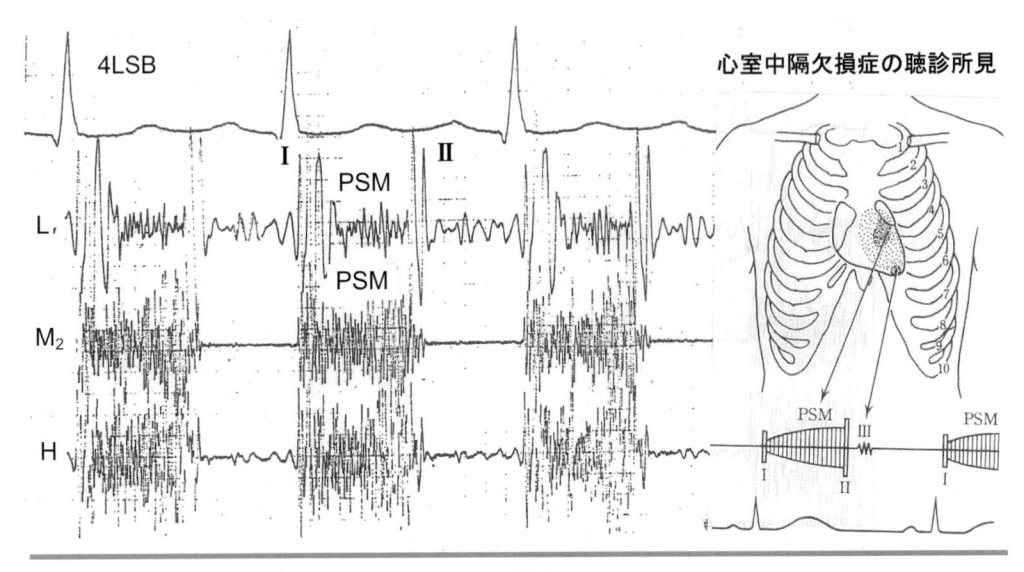

図5-36 心室中隔欠損症 VSD における Roger 雑音
Levine V 度の全収縮期雑音 pansystolic murmur (PSM) である。

する。下記(a), (b)の場合に大きな圧較差がみられる。
 (a) 左室-右室間（左→右短絡）
 (b) 心室-心房間（房室弁逆流）

比較的小さな間隙を血液が急速に通るので jet 流となり，強大な雑音を発生する。雑音のタイプは平坦型 plateau，紡錘型 spindle-shaped，漸減型 decressendo type，ときに漸増型 cressendo type としてみられる。房室弁逆流の疾患としては，僧帽弁逆流症，三尖弁逆流症，僧帽弁腱索断裂，僧帽弁逸脱症候群などがある。左心室-右心室間における左-右短絡疾患としては，心室中隔欠損症，心筋梗塞後の心室中隔穿孔 ventricular septal perforation (VSP) などがあげられる。

(a-1) 心室中隔欠損症 ventricular septal defect (VSD)

VSD の雑音は全収縮期雑音である。pin-hole の小さな欠損口を有する VSD においては，欠損口を通る左-右短絡の血流が，大きな圧較差のために jet 流となって欠損口を噴出し，対面の右室前壁に激突して右室前壁を振動させるので, Levine V〜VI度の強大な音量の粗い全収縮期雑音を発生する（図 5-36）。右室前壁には，しばしば血流の衝突による瘢痕が認められる。

(a-2) 心筋梗塞における心室中隔穿孔 ventricular septal perforation (VSP) (図 5-37)

全収縮期に高調な雑音 diastolic murmur を発生し，しばしば前収縮期雑音 presystolic murmur (PSM) および低調な IV 音ならびに拡張期雑音 diastokic murmur (DM) を伴っている。

(b) 僧帽弁逆流症 mitral regurgitation (MR)

MR の雑音は I 音とともに始まり，II 音を越えて僧帽弁閉鎖の前に終わるので，収縮期横断性雑音 transsystolic murmur と呼ばれる（図 5-22）。

2）拡張期

拡張期雑音 diastolic murmur (DM) は，拡張期における時間的関係と血流動態の特徴から下記のように分類される。すなわち，①心室充満雑音，②拡張期逆流性雑音，③心房収縮性雑音，の 3 種である。

(1) 心室充満雑音 ventricular filling murmur

心室充満雑音は，心室充満期に房室弁口を高速度で通過する血流によって生じる。拡張早期から中期にかけて心室充満雑音が発生するのは，(a) 房室弁狭窄，(b) 房室流入血液量の増大，(c) 狭窄以外の房室弁異常，の 3 種の場合である。

(a) 房室弁狭窄 atrioventricular stenosis

房室弁狭窄としては僧帽弁狭窄症 MS（図 5-38）および三尖弁狭窄症がある。狭窄性房室弁口を心房から心室へ流入する際に生じる拡張期雑音は，拡張期ランブル diastolic rumble (DR) と呼ばれ，低調な雑音であるため遠雷様 rumbling または輪転様 rollend などと形容される。通常は僧帽弁開放後また

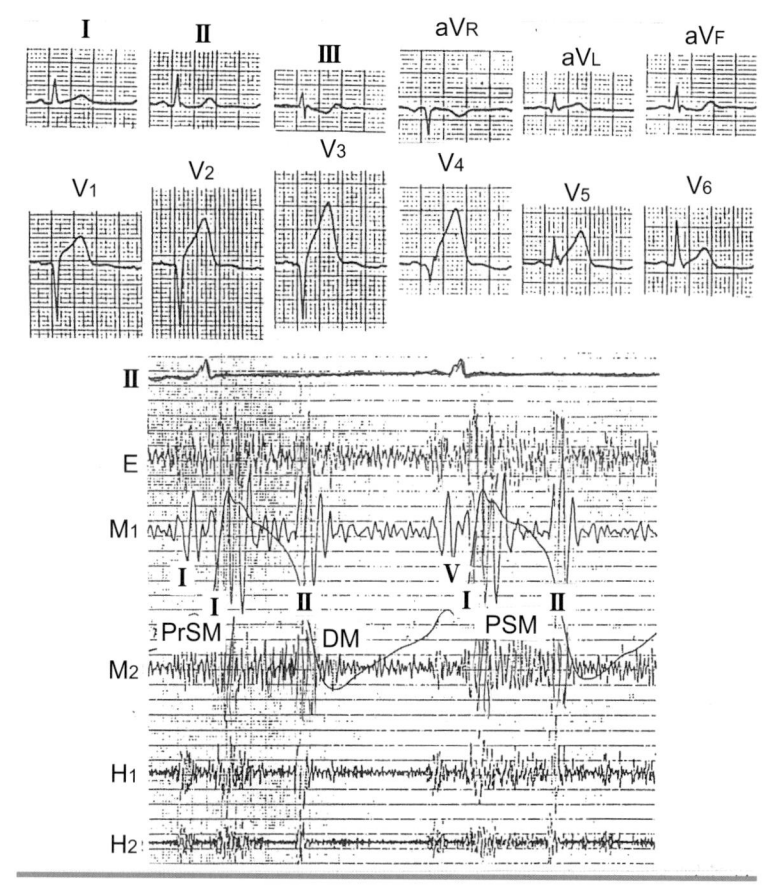

図 5-37 急性前壁中隔梗塞における心室中隔穿孔 VSP
全収縮期雑音 PSM に高調な前収縮期雑音 presystolic murmur（PrSM）と低調なⅣ音および拡張早期雑音 DM を伴っている。

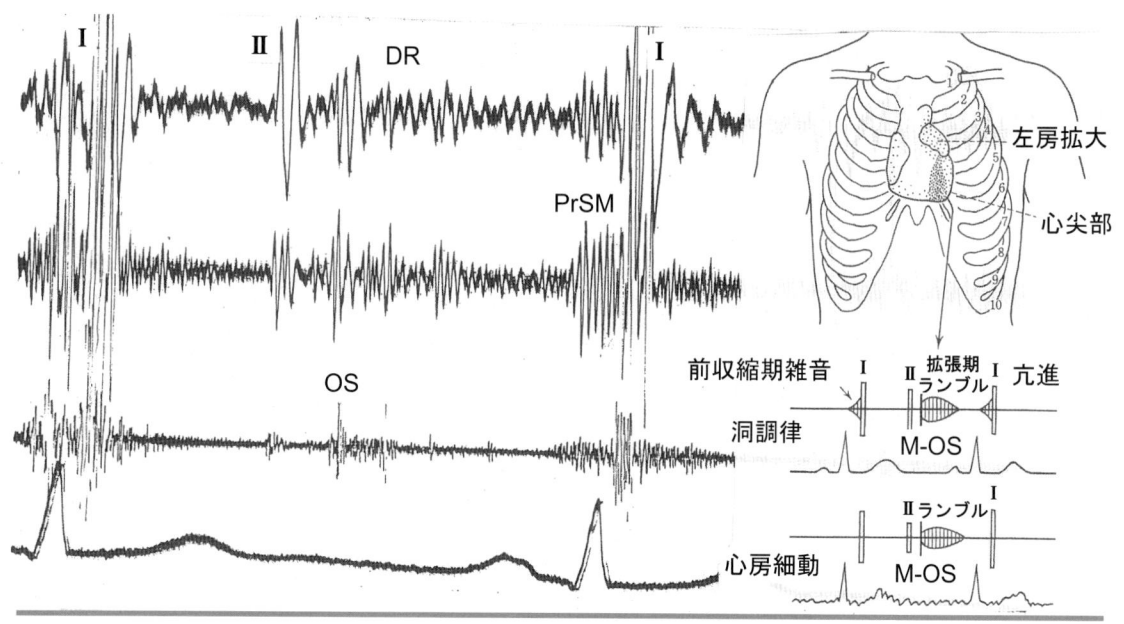

図 5-38 僧帽弁狭窄症 MS
Ⅰ音強性，僧帽弁開放音 opening snap（OS）および拡張期ランブル（DR）と有響性の前収縮期雑音 presystolic murmur（PrSM）を認める。

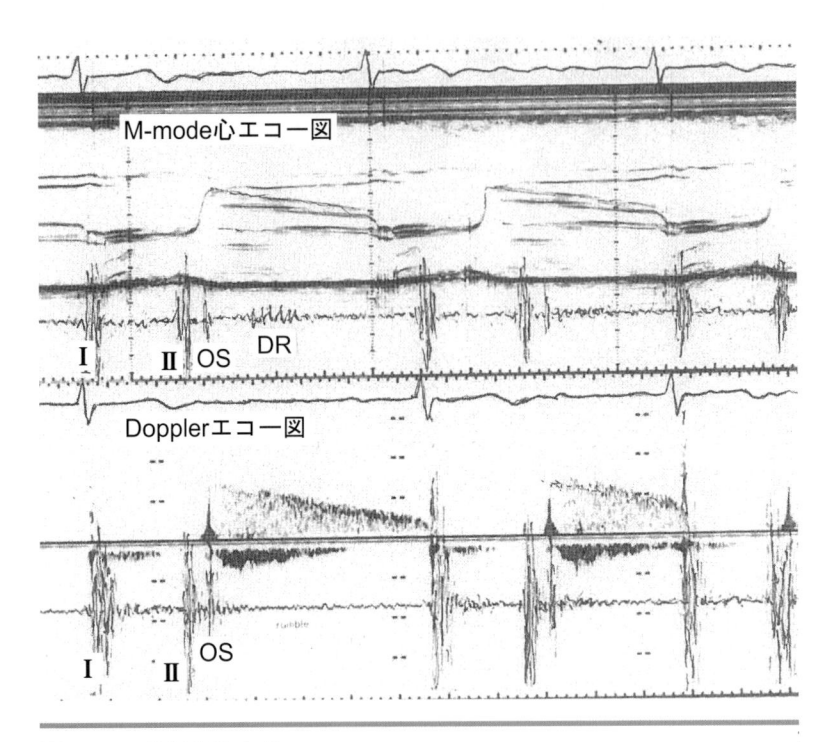

図 5-39 僧帽弁狭窄症
Ⅰ音とⅡ音の亢進，僧帽弁開放音 OS，拡張期ランブル DR。M-mode エコーでは EF slope 減少，僧帽弁振幅が小さく，僧帽弁開口は小さく矩形波である。Doppler エコーでは僧帽弁血流が二峰性でなく矩形波で血流減少，心房細動を伴っている。

は三尖弁開放後に発現する拡張中期心室充満雑音である。僧帽弁狭窄症において，心音図と心エコー図を同時記録すると，Ⅰ音が亢進し，僧帽弁開放音 OS の後に拡張期ランブル DR を認め，M モードエコーでは僧帽弁エコーの振幅が小さく，僧帽弁開口は矩形波を呈する。Doppler エコーでは，僧帽弁血流は 2 峰性ではなく，矩形波を呈し，血流は著しく減少している（図 5-39）。

(b) 房室流入血液量の増大

房室流入血液量が増大すると，相対的僧帽弁狭窄 relative mitral stenosis または相対的三尖弁狭窄 relative tricuspid stenosis の状態となり，拡張期心室充満雑音を発生する。

◎左室-右室間の短絡血に伴う心室充満雑音は，左-右短絡血が本来の房室充満血流に加算されて生じた多量の房室血流によって発生する雑音であり，僧帽弁性と三尖弁性がある。三尖弁性は ASD（図 5-40）の場合に，僧帽弁性は PDA や VSD（図 5-41）の場合にみられる。

◎房室弁逆流に伴う心室充満雑音は，房室弁逆流血が本来の房室充満血流に加算されるために房室血流が増大して生じる雑音である。僧帽弁性としては僧帽弁逆流症 MR（図 5-42）があり，三尖弁性としては三尖弁逆流症 TR がある。いずれもⅢ音を伴い Carey-Coombs 型の雑音を発生する。

(c) 狭窄以外の房室弁異常

狭窄以外の房室弁異常としては，まず大動脈弁逆流症 AR にみられる Austin-Flint 雑音がある。これは大動脈弁の逆流血が僧帽弁前尖を左房側に押し戻すために生じる雑音である。また，リウマチ熱が減少した今日では極めて稀であるが，リウマチ性心筋炎が僧帽弁に及び，僧帽弁炎を併発して生じる雑音で，Carey-Coombs 雑音と呼ばれる。

(2) 拡張期逆流性雑音 diastolic regurgitant murmur

拡張期逆流性雑音は半月弁閉鎖不全 semilunar insuffiency により生じる雑音である。半月弁閉鎖不全による逆流性雑音は，半月弁閉鎖と同時に始まるが，これは大血管と心室の圧較差が急激に出現する

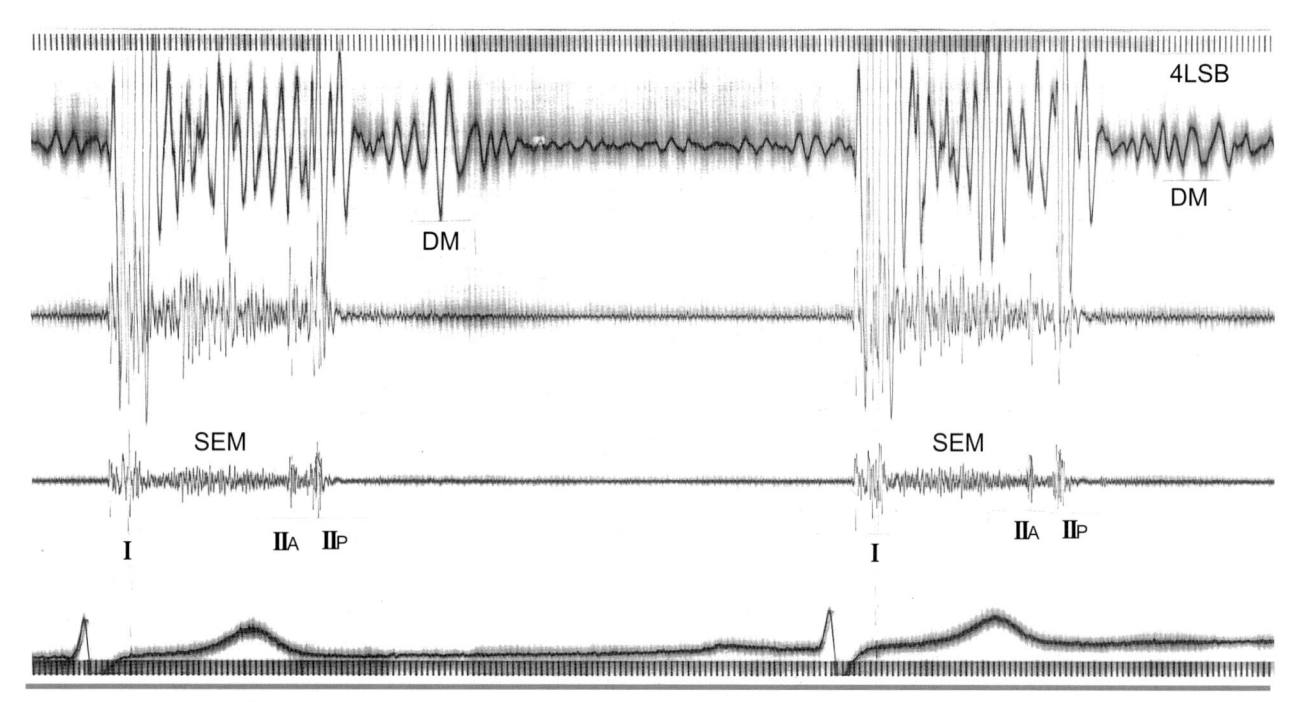

図 5-40　心房中隔欠損症 ASD
収縮期駆出性雑音 SEM の最強点は第 2 肋間胸骨左縁 2LSB。第 4 肋間胸骨左縁 4LSB では，拡張早期左室充満雑音 DM を認める。①肺動脈性駆出性収縮期雑音，②II 音固定性分裂，③拡張早期雑音，④右脚ブロック

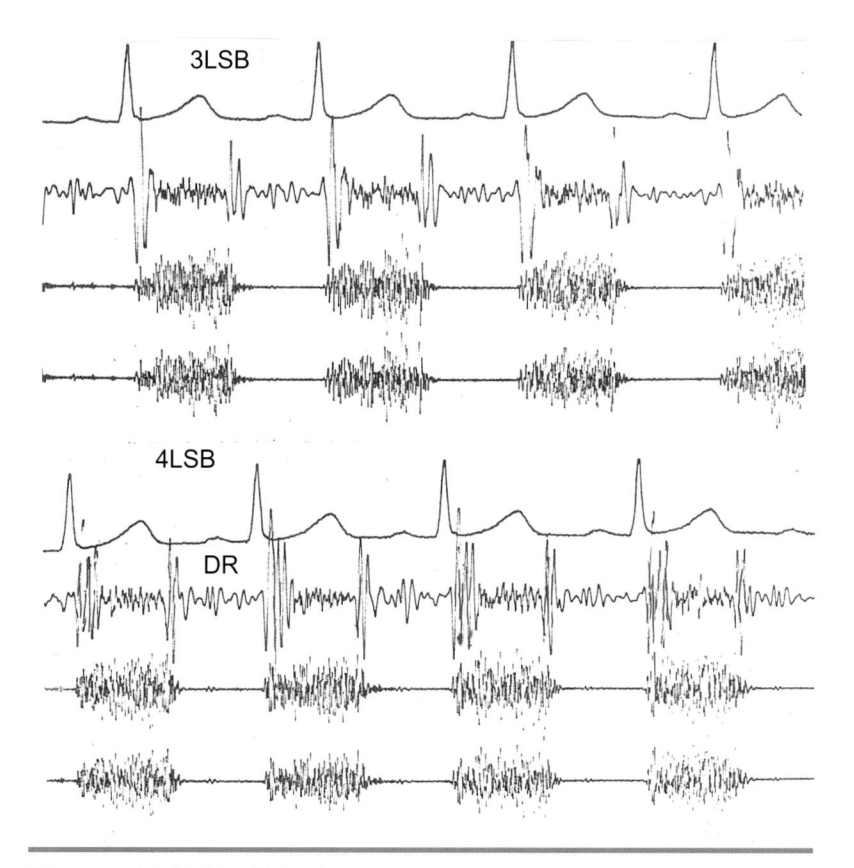

図 5-41　心房中隔欠損症 VSD
全収縮期雑音 PSM と左室充満の血流増大による拡張期左室充満雑音 DR を認める。

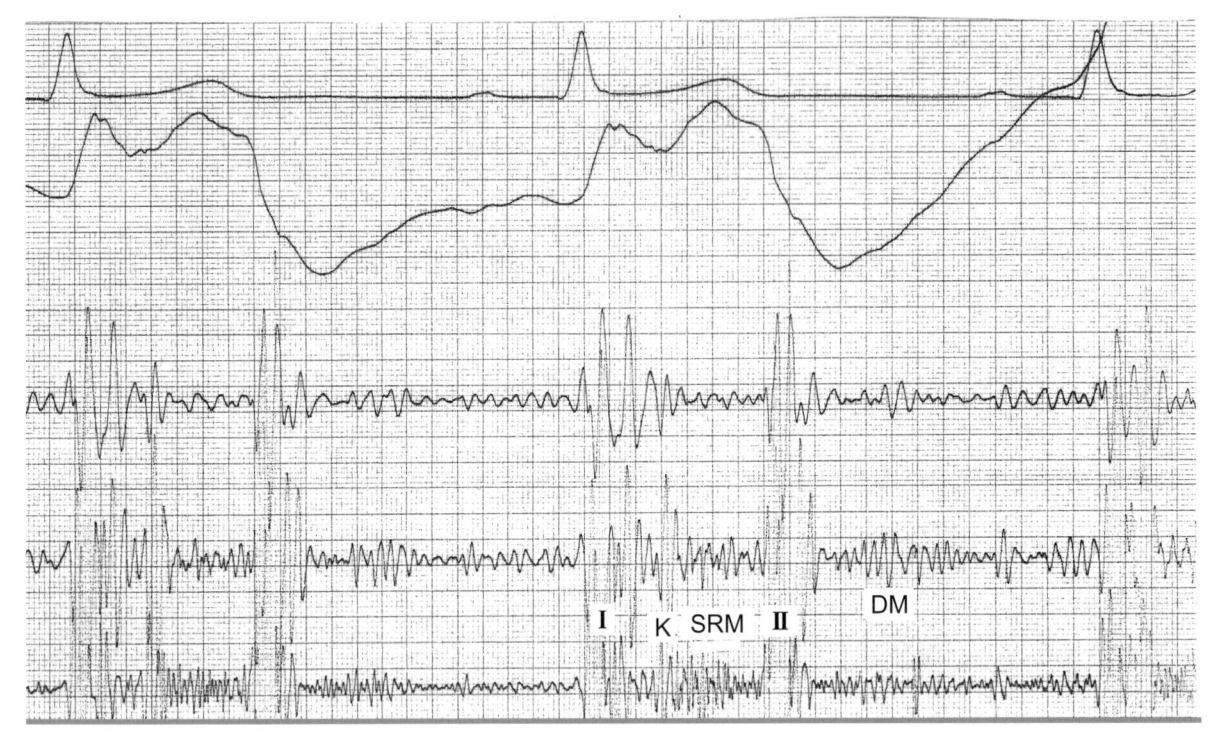

図 5-42 僧帽弁逸脱症候群 MVPS に伴う僧帽弁逆流による収縮期雑音 systolic regurgitant murmur (SRM) と心室充満性拡張期雑音 DM および click (K) を認める。

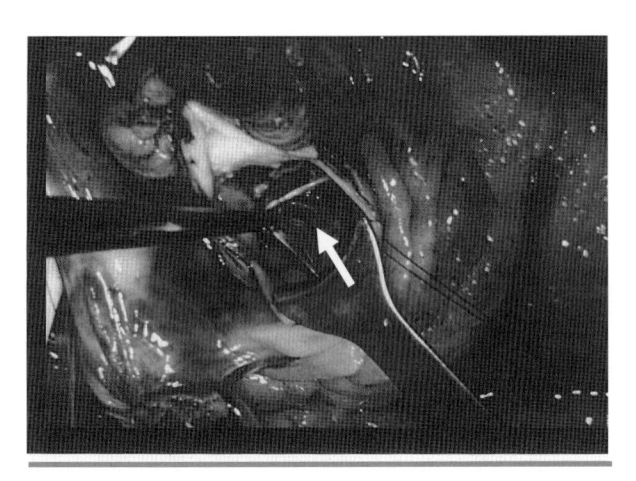

図 5-43 大動脈弁尖 aortic cusp にみられる vegetation 疣腫(矢印)(感染性心内膜炎の手術)

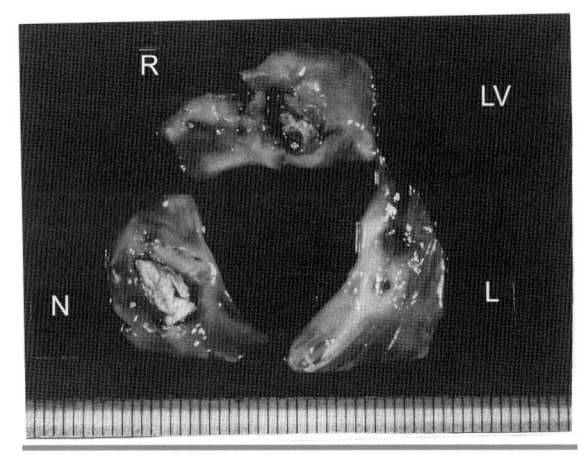

図 5-44 感染性心内膜炎における大動脈弁病変
疣腫,穿孔,肥厚短縮を大動脈弁尖 aortic cusp に認める。
R:右冠尖 right coronary cusp, L:左冠尖 left coronary cusp, N:無冠尖 non-coronary cusp

ために生じる雑音である。雑音そのものは,大きな圧較差を有する比較的小さな間隙を通る噴流によって生じるので,高調で,いわゆる灌水様 giesend, ないしは吹鳴性 blowing と形容される。すでに述べたように拡張期逆流性雑音は心室等容弛緩期に一致してⅡ音の発生とともに出現する。雑音の持続は原則として全拡張期性である。雑音の波形は通常漸増-漸減性 cressendo-decressendo であるが,漸増性の部分が短いために聴診上は漸減性として聴こえる。拡張期逆流性雑音には大動脈性と肺動脈性がある。

(a) 大動脈弁逆流症 AR の雑音は,拡張期逆流性雑音を代表するものであり,最強点は通常 Erb の領域にある。ときに胸骨右縁のこともある。また拡張期逆流性雑音が前腋窩腺や中腋窩腺において強く聴かれることがある。これは Cole-Cecill 雑音(図 5-15)と呼ばれる。

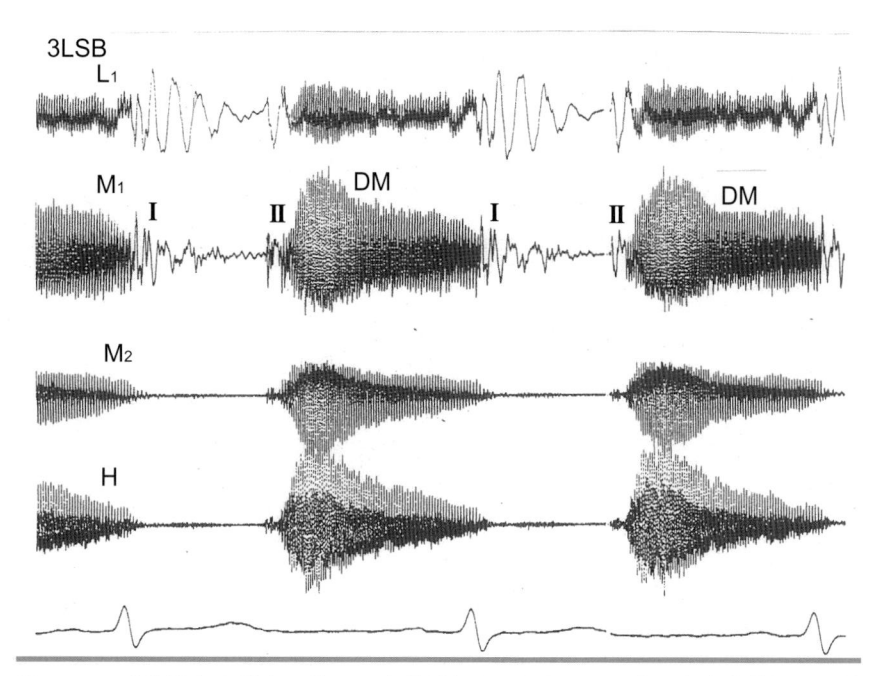

図 5-45 感染性心内膜炎に伴って大動脈弁穿孔をきたし，高調な楽音様拡張期逆流性雑音を呈している DM を認める。Levine V 度の音量を有し，Erb 領域 3LSB に最強点がある。cooing of dove といわれる雑音である。

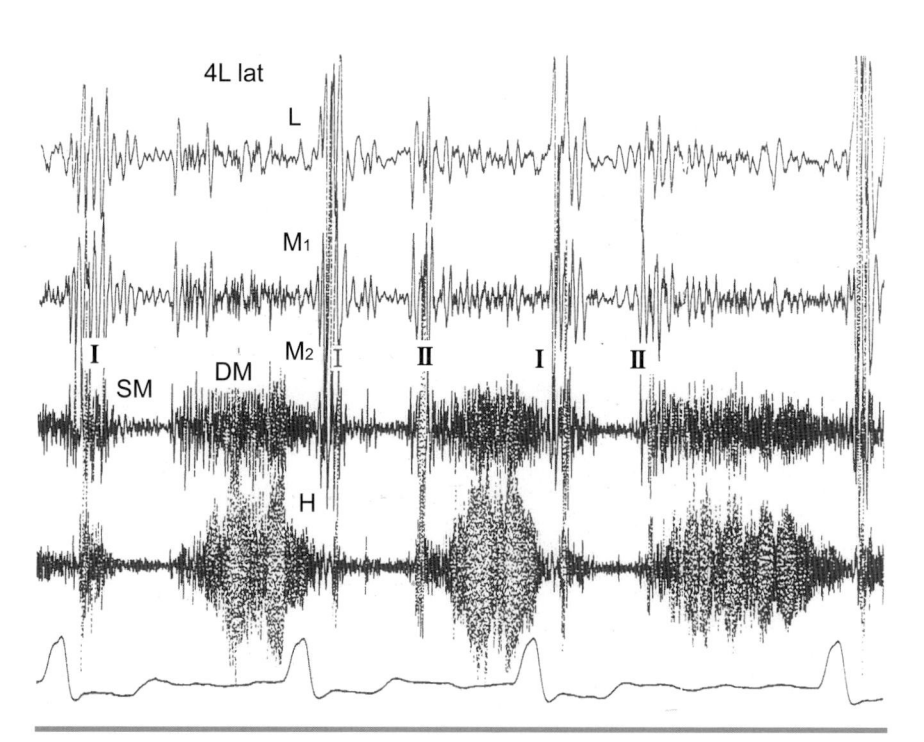

図 5-46 感染性心内膜炎に併発した大動脈弁逆流症 AR
有響性の高調な拡張期逆流性雑音 DM を認め，最強点は前腋窩腺にある。seagull cry と称される有名な雑音である。Levine V 度。心房細動を伴っている。

感染性心内膜炎 infectis endcarditis（IE）では，細菌性炎症によって弁の複雑な破壊が起きる。弁の破壊は僧帽弁にも生じるが，多くは大動脈弁にみられる。感染性心内膜炎における大動脈弁病変は，疣腫 vegetation（図 5-43），穿孔（図 5-44），肥厚，短縮などいろいろな変化が生じる。したがって，複雑な大動脈弁病変を急速で流れる血液が噴流や乱流となって拡張期に逆流し，周囲の組織に共振を惹起させ，

さまざまな楽音様雑音 musical murmur（図 5-45，46）を発生させる。

大動脈弁輪拡張症 annulo-aortic ectasia（AAE）は，多くの場合，長身痩躯の Marfan 症候群（図 5-47），Ehelers-Danlos 症候群などの先天性結合組織疾患にみられる。逆流 regurgitation が発生する当初は，弁に異常がなくても弁輪拡張のため閉鎖した弁の間隙を通して逆流する。そして長年の逆流によって弁尖 cusp の辺縁には肥厚を生じてくるのである（図 5-48）。

(b) 肺動脈弁の閉鎖不全によって生じる肺動脈弁逆流 pulmonary regurgitation（PR）の拡張期逆流性雑音は先天性心疾患にみることもあるが，一般的には肺高血圧をきたす疾患において認めることが多い。これは相対的肺動脈弁閉鎖不全に伴う Graham-Steell 雑音としてよく知られている。この PR の雑音は吸気性に増強すること，ならびに伝播方向が心窩部に向かう点で AR の雑音と鑑別できる。肺高血圧を合併した肺動脈性の拡張期逆流性雑音（図 5-49）は，先天性心疾患や僧帽弁狭窄症においてしばしば認められる。

(3) 心房収縮性雑音 atrial systolic murmur

拡張末期に心房収縮によって心房の血液が心室へ押し出されるときに生じる雑音である。

心房収縮性雑音は，拡張終期における心房収縮によって生じる。圧較差によって発生するのではない。そして僧帽弁狭窄症において最も典型的であり，拡張期の時相から前収縮期雑音 presystolic murmur（図 5-50）とも呼ばれている。

当然のことながら，心房細動の場合は消失する。

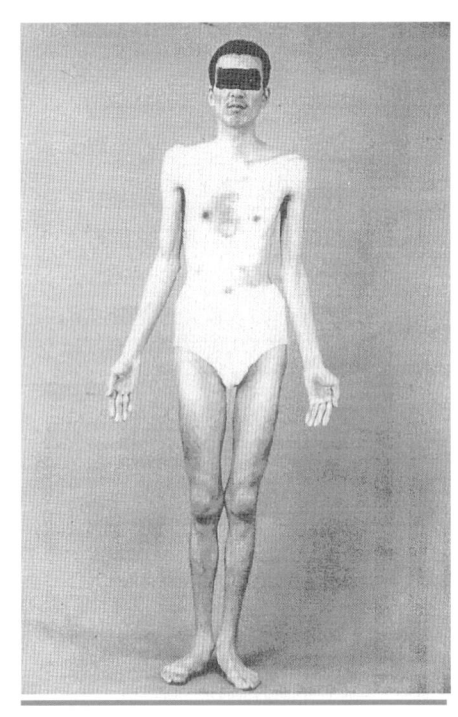

図 5-47　Marfan 症候群の長身痩躯

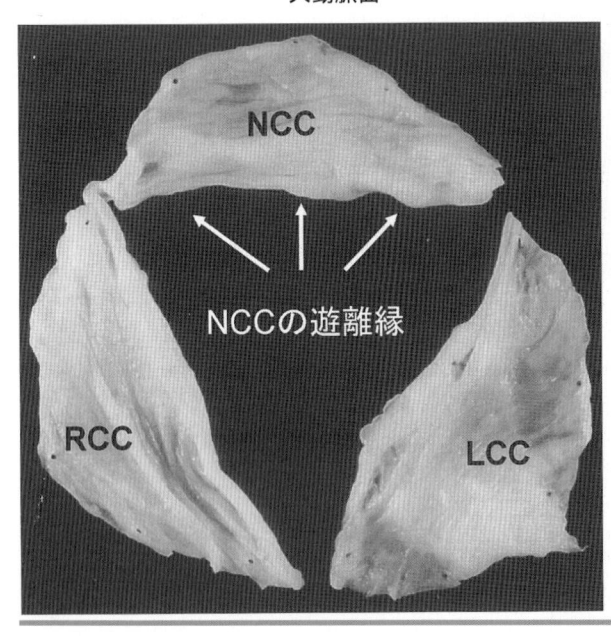

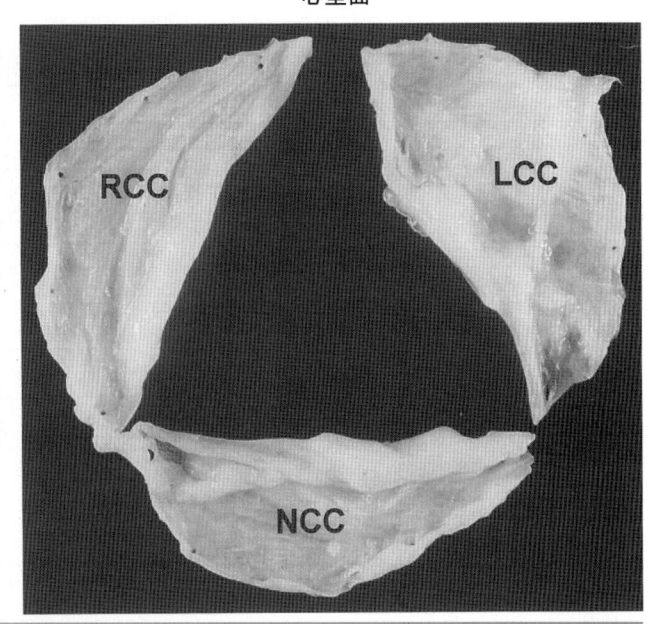

図 5-48　大動脈弁輪拡張症に伴う AR のため切除された大動脈弁
AR に伴う二次的変化として弁尖遊離縁に肥厚がみられる。

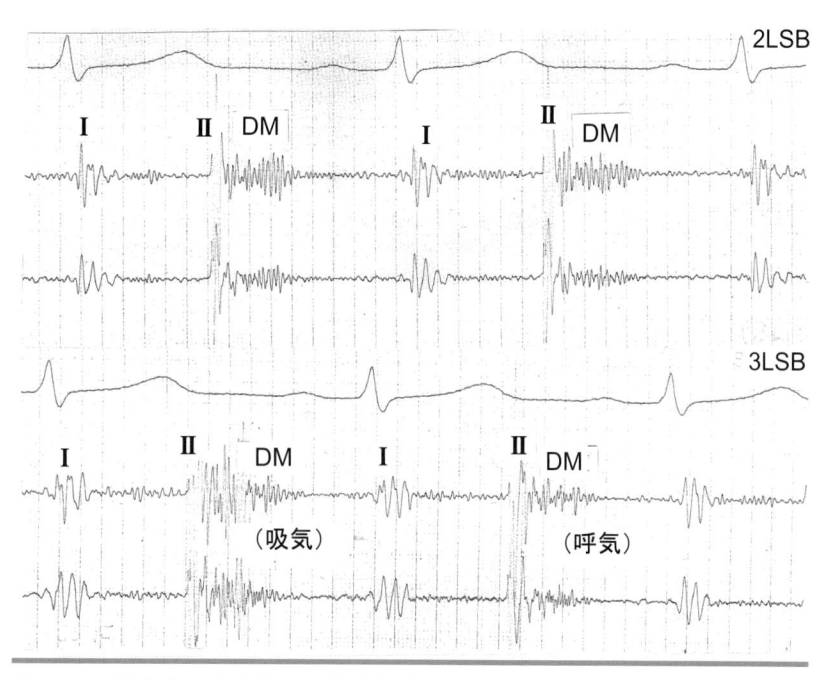

図 5-49 肺高血圧を合併した肺動脈性の拡張期逆流性雑音
肺動脈弁逆流症 PR の拡張期逆流性雑音は吸気時に増強し，呼気時に減弱を示している。

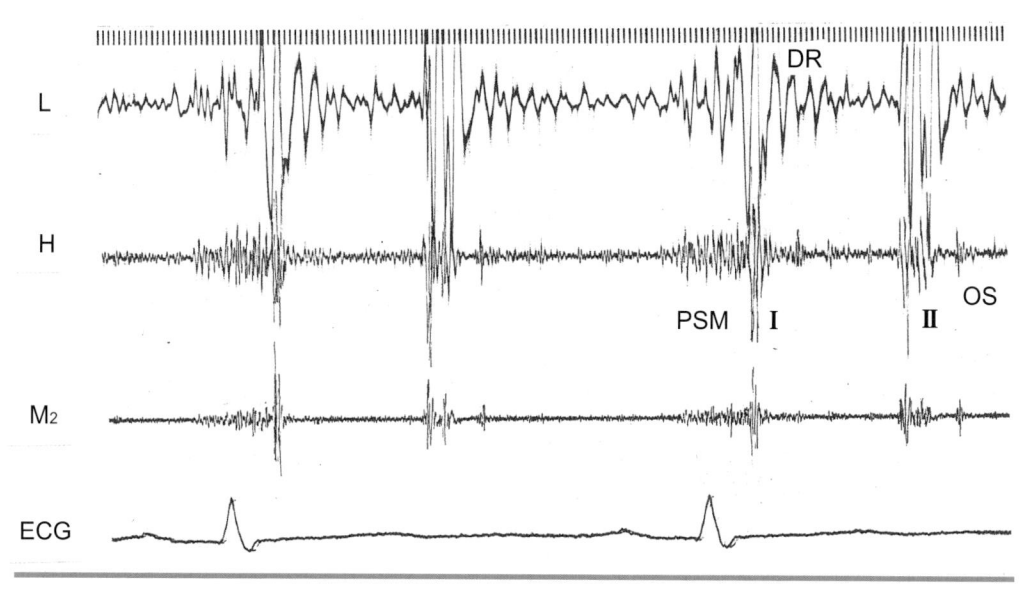

図 5-50 僧帽弁狭窄症 MS
強性 I 音，僧帽弁開放音 opening snap（OS），荒々しい拡張期ランブル，比較的高調な前収縮期雑音 PSM を認める。

3）超時相性

心時相を越えて雑音が生じるのは，①連続性雑音 continuous murmur，②収縮期横断性雑音 transsytolic murmur，の 2 種類がある。

（1）連続性雑音 continuous murmur

連続性雑音は，収縮期から拡張期にかけて連続して聴かれる雑音である。これは高圧部と低圧部の圧較差が収縮期から拡張期にかけて連続的に続いているからである。疾患としては動脈管開存症 PDA，冠動静脈瘻，Blalock-Taussig 手術による大動脈-肺動脈シャント（Fallot 四徴症），冠動脈-肺動脈瘻，Valsalva 洞動脈瘤破裂 ruptured aneurysm of the sinus Valsalva などがあげられる。Valsalva 洞動脈瘤破裂は右冠洞から右室流出路に破裂する例（図 5-19, 20）

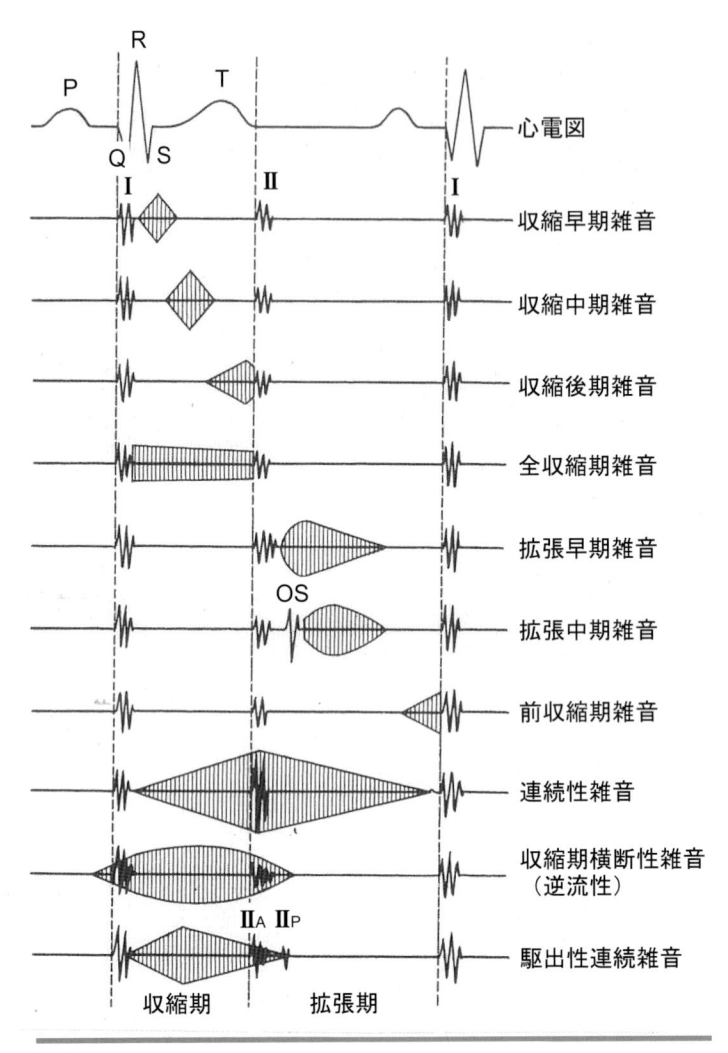

図 5-51 心時相と各種心雑音
Ⅰ：Ⅰ音，Ⅱ：Ⅱ音，OS：opening snap（弁開放音）

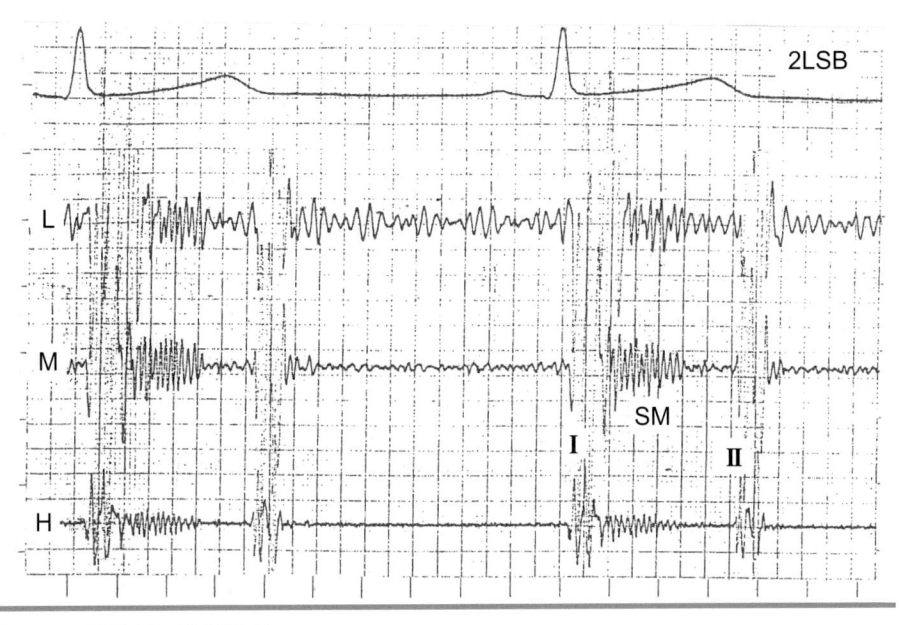

図 5-52 機能性収縮期雑音
駆出性の楽音様収縮期雑音 musical systolic murmur である。

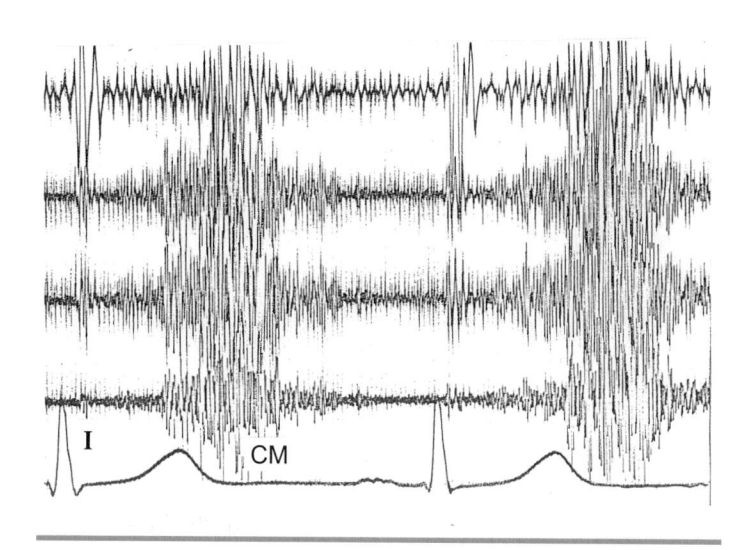

図 5-53 動脈管開存症 PDA の石臼引き連続性雑音 grinding continuous murmur
高調な粗い雑音である。

が多く，しばしば VSD を合併している。

VSD I 型を伴い大動脈無冠尖の直下に心室中隔が欠如する場合，大動脈弁尖が下からの支持を失って下方へ落ち込み，大動脈弁逆流を呈し，拡張期逆流性雑音をみることがある。この場合，連続性雑音というよりは，VSD の全収縮期雑音と AR による拡張期逆流性雑音の往復雑音 to and fro murmur（ブランコ雑音）というべきである。

(2) 収縮期横断性雑音 transsystolic murmur

僧帽弁逆流症 MR の全収縮期雑音 pansystolic murmur は，往々にして I 音よりやや早く始まり，しばしば II 音を若干越えて僧帽弁開放の直前に終わる。これは収縮期横断性雑音 transsystolic murmur といわれる。

肺動脈弁狭窄症 pulmonic stenosis (PS) の肺動脈性駆出性収縮期雑音 SM は，しばしば II 音大動脈成分 II A を越えて II 音肺動脈成分 II P の直前に終わる。これも時相を越えた越時相性雑音ということができる。

◎ **心時相による心雑音の分類**

各種心雑音と心時相の関係は**図 5-51** のごとくまとめられる。

心時相と心雑音の性状の観点から両者の関係を要約する。

1) 収縮期駆出性雑音
  ① 収縮早期雑音
    機能性雑音，無害性雑音
  ② 収縮中期雑音
    心房中隔欠損症，肥大性閉塞性心筋症
2) 収縮期逆流性雑音
  ① 全収縮期雑音
    心室中隔欠損症，心室中隔穿孔
  ② 収縮後期雑音
    僧帽弁逸脱症候群，Ebstein 奇形
3) 拡張期逆流性雑音
  ① 全拡張期雑音
    大動脈弁逆流症
  ② 拡張早期雑音
    肺動脈弁逆流症，Graham-Steell 雑音
4) 拡張期心室充満性雑音
  ① 拡張中期雑音
    拡張期ランブル，Austin-Flint 雑音，Carey-Cooms 型雑音
  ② 拡張後期雑音（前収縮期雑音）
    僧帽弁狭窄症，三尖弁狭窄症
5) 連続性雑音
    動脈管開存症，動静脈瘤，冠動静脈瘻，冠動脈-肺動脈瘻
6) 収縮期横断性雑音（逆流性）
    僧帽弁逆流症，僧帽弁腱索断裂

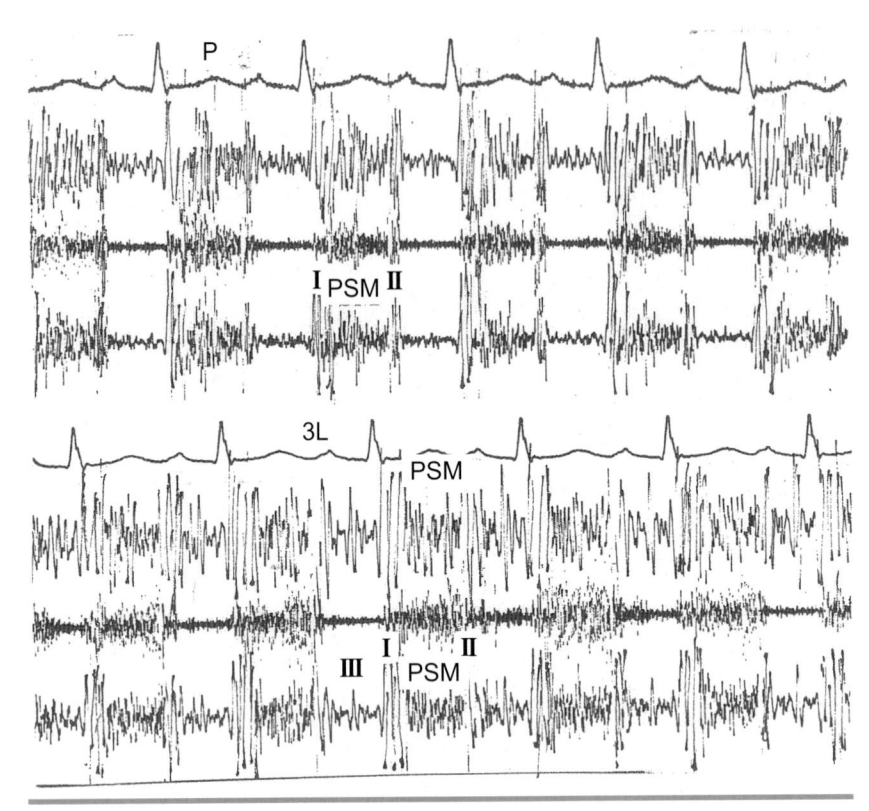

図 5-54 心室中隔欠損症における空騒ぎ雑音 PSM
Erb 領域 3LSB に最強点があり，Levine Ⅵ の雑音で，荒々しい空騒ぎ雑音である。

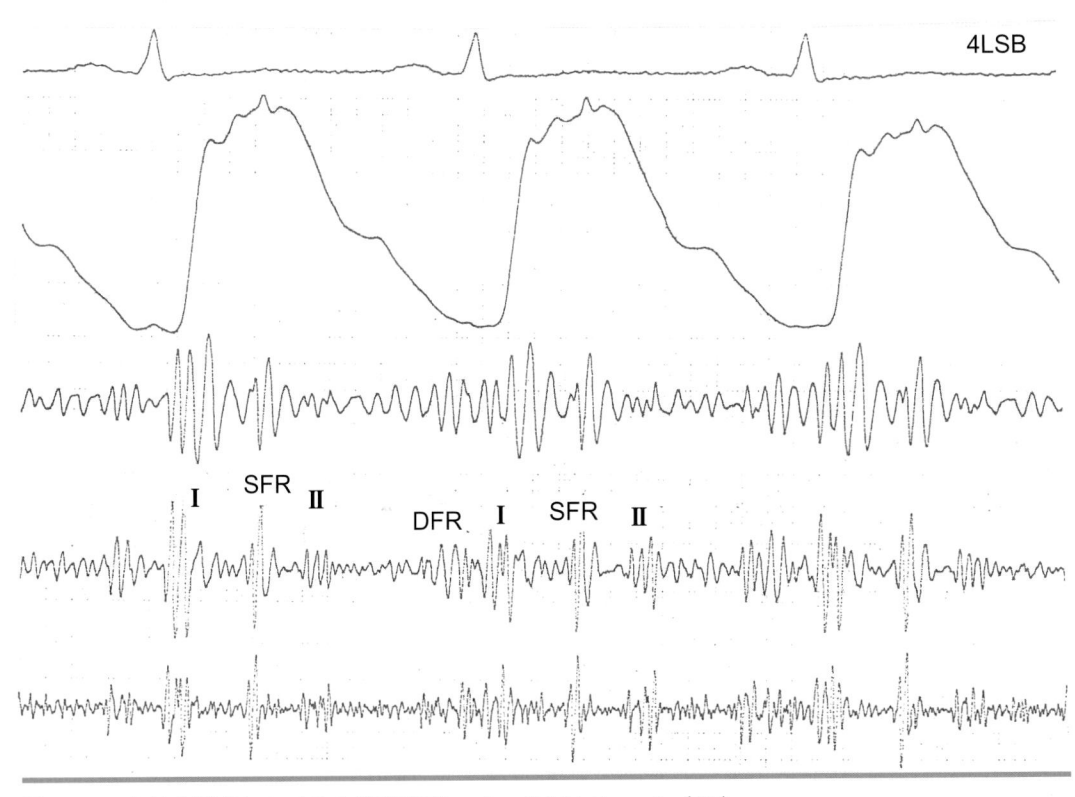

図 5-55 急性心膜炎における心膜摩擦音 pericardial friction rub（FR）
心膜摩擦音は収縮期 SFR にも拡張期 DFR にも認める。

7) 収縮期-拡張期往復雑音

大動脈弁狭窄兼逆流症，Valsalva 洞動脈瘤破裂，VSD＋AR

4　心雑音の伝播方向

雑音はある一定の方向へ伝播する。四方へ同じように伝播することはない。通常，雑音は血液が流れる方向に伝播する。したがって，伝達方向は疾患特異性を有する。

僧帽弁逆流の雑音が心尖部にあって腋窩に放散するというのは，胸壁から僧帽弁輪を眺めると，心尖部が最も近く，腋窩に向かうほど徐々に遠ざかっていき，血流方向に伝播するからである。

大動脈弁逆流の高調な拡張期灌水様雑音は大動脈弁領域から心尖方向に伝わる。雑音の最強点が腋窩にある場合は Cole-Cecill 雑音（図 5-15）と呼ばれる。

肺動脈弁逆流の Graham-Steell 雑音は 3LSB に最強点があり，心窩部の方向へ伝播する。

肺動脈弁狭窄症の雑音は 2LSB から鎖骨上窩の方向へ伝達し，動脈管開存症の雑音は 2LSB から左方外側へ伝播する。

大動脈弁狭窄症の雑音は 3LSB あるいは 2RSB から頸部方向へ伝播する。ときに共振を起こして心尖部領域へ伝達することもある。

5　心雑音の音質（音色）

雑音の性状というのは，音質ないし音色であり，音響学的には周波数である。甲高い高調な雑音は拡張期灌水様雑音 diastolisches giesend Gerausch ないし拡張期吹鳴性雑音 diastolic blowing murmur と呼ばれ，逆に，低調なドロドロした雑音は拡張期ランブルで，輪転様 rollend（rolling）ないし遠雷様 rumbling と形容される。

中等調の雑音の代表例は比較的柔らかい機能性雑音 functional murmur（図 5-52）であり，心音図上は規則正しい振動を示し，楽音様である。特に収縮早期に限局した楽音様の綺麗な雑音は Still's murmur（図 4-24）と呼ばれる無害性雑音 innocent murmur である。

PDA における低調および高調のいずれも共有する粗雑な感じの荒々しい雑音は，石臼を引くような雑音 grinding murmur（図 5-53），機械様雑音 machinery murmur（図 5-16）ないし機関車雑音 locomotive murmur と形容され，また高圧の左室から低圧の右室へ噴出する。jet 流による VSD の荒々しい雑音は空騒ぎ雑音 noisy murmur, uproarious murmur（図 5-54）と形容される。特に pin-hole の VSD においては無症状であるにもかかわらず jet 流によって大きな雑音を生じるので Roger 病（Maladie de Roger）と呼ばれる（図 5-37）。最強点の部位では振顫 thrill を触れることが多い。

比較的粗い雑音としては心膜摩擦音 pericardial friction rub が知られている。friction rub は耳に近く聴こえ，また収縮期摩擦音 systolic friction rub（SFR）だけでなく拡張期摩擦音 diastolic friction rub（DFR）も聴かれることがある（図 5-55）。

心雑音の音質に関しては，古くから多くの形容法がなされているが，重要なのは楽音様の音質である。この楽音様の音質（楽音様雑音 musical murmur）は血流中にある物体が共振することによって生じる場合が多く，共振する周波数の大きさによって音質も異なってくる。呻くような低調な雑音は鳩鳴音 dove coo, cooing of dove（図 5-45），あるいは百日咳様雑音 whooping murmur から，絹を引き裂くような雑音 piercing murmur, screaming murmur，高調な鴎雑音 seagull cry（図 5-46）など種々の形容がなされている。

一般に高調な high-pitch の心内性雑音では楽音様の要素が混入している。たとえば，楽音様雑音は僧帽弁逆流症 MR，肥大性閉塞性心筋症 HOCM（図 5-56），僧帽弁腱索断裂 RCT-MV などの収縮期雑音においてもみられることが多い。

RCT-MV においては断裂した腱索またはその弁尖自体の振動が雑音に含まれ，楽音化することがある。この場合は，楽音様全収縮期雑音として聴かれる（図 5-57）。これは，腱索断裂をきたし，支えを失った弁尖が血流を受けて振動し，systolic fluttering を生じるからである。

大動脈弁逆流症 AR の拡張期漸減性雑音もしばし

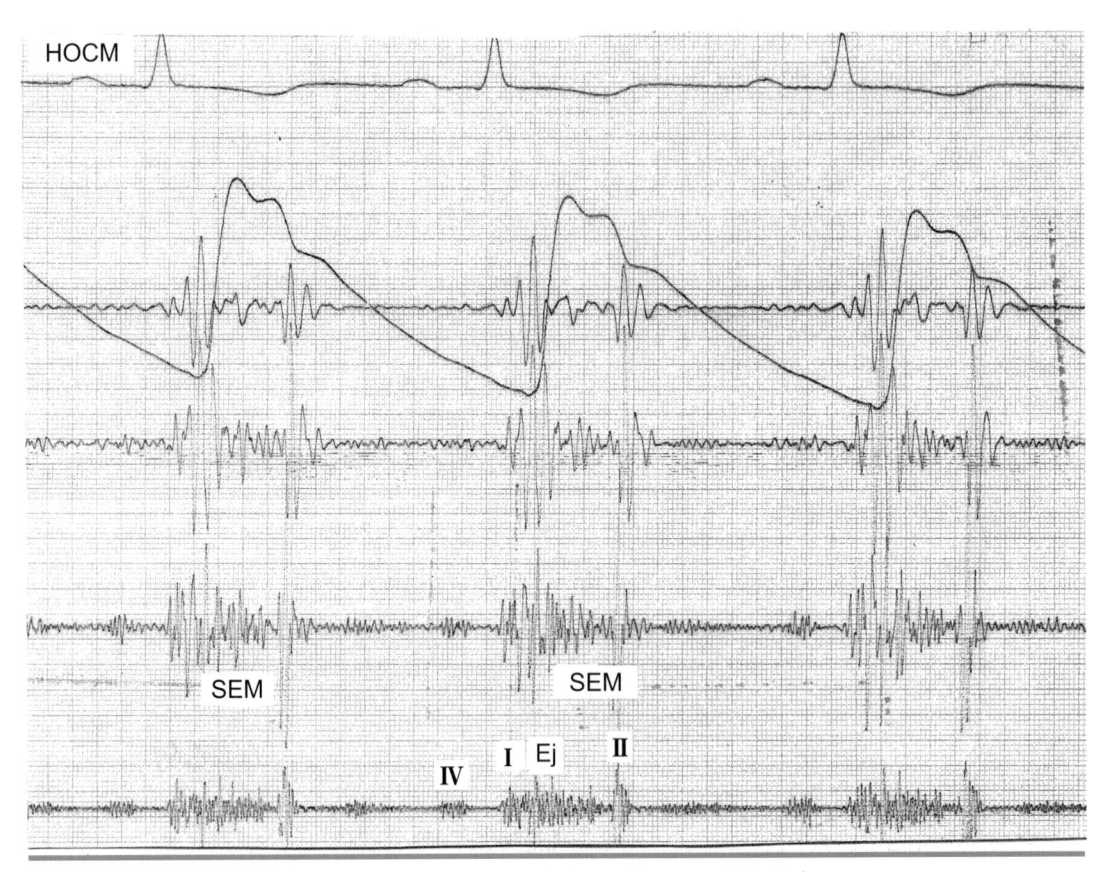

図 5-56　肥大性閉塞性心筋症 HOCM にみられる楽音様収縮期駆出性雑音 SEM 駆出音 Ej を伴っている。高調なⅣ音も認められる。

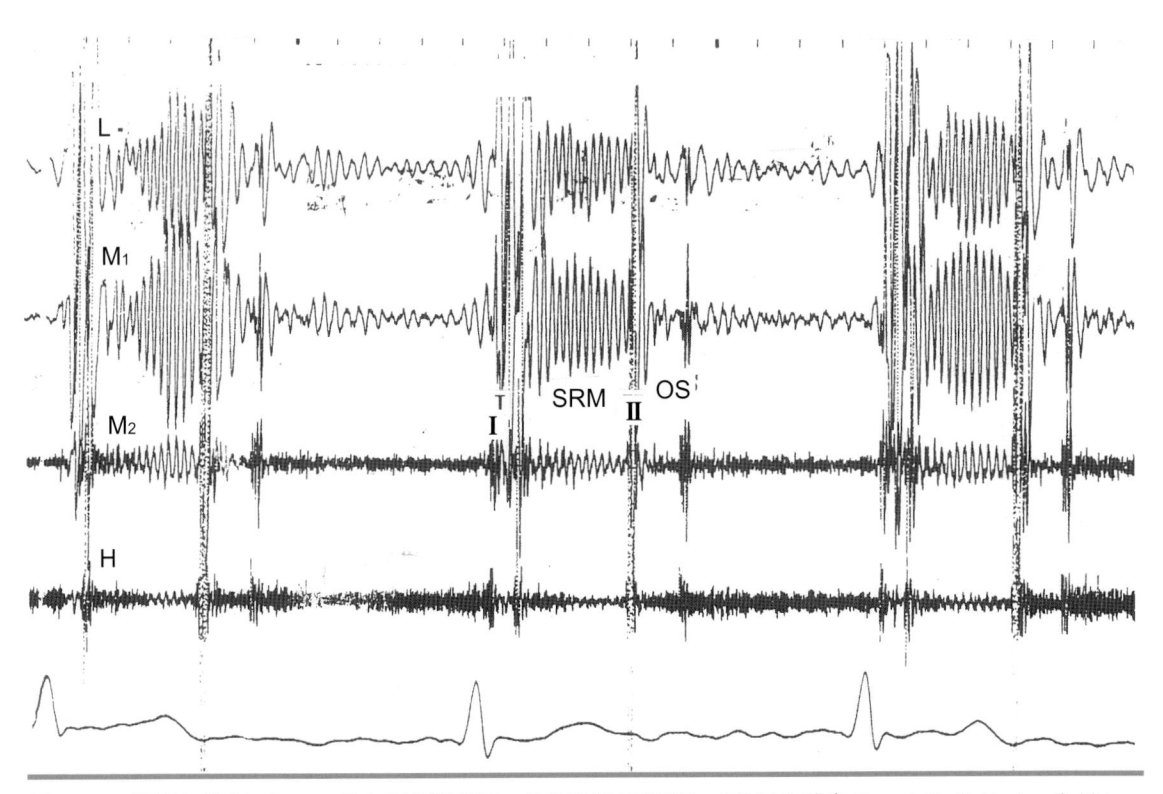

図 5-57　僧帽弁前尖において後内側交連附近の前尖腱索が断裂して僧帽弁前尖が systolic fluttering を呈し，弁尖が共振を起こして楽音様雑音を生じている。鋭い OS と拡張期雑音が認められる。

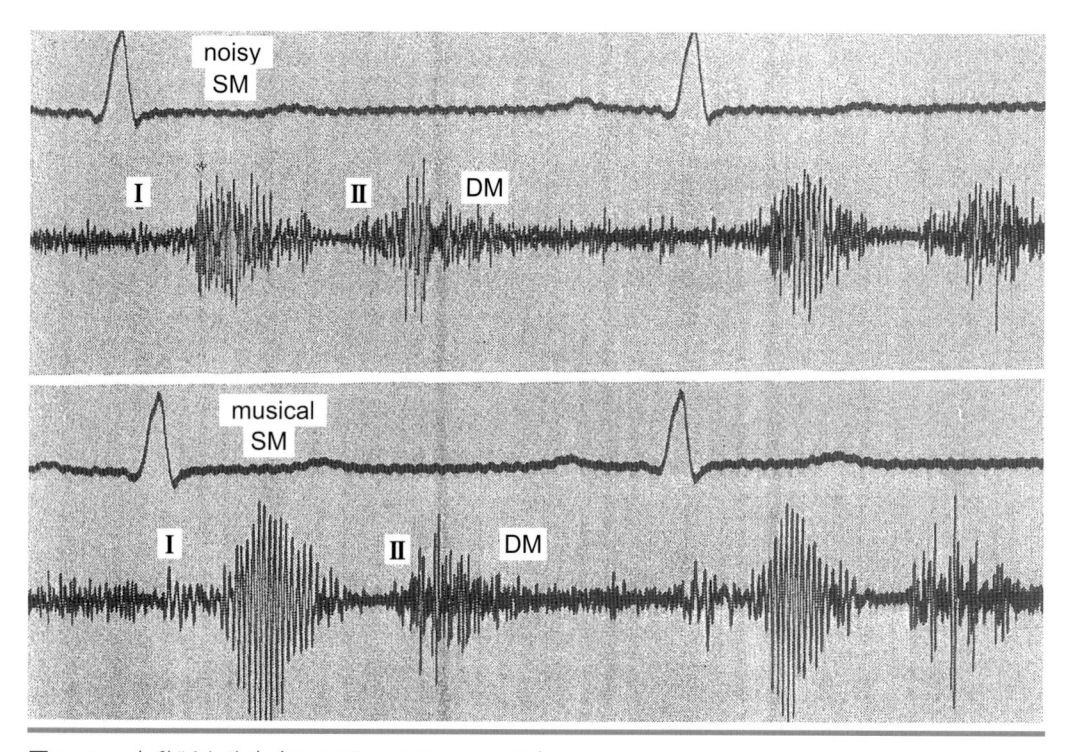

図 5-58 大動脈弁狭窄症における Gallavardin 現象
大動脈弁閉鎖不全症を合併している（上田英雄，坂本二哉ほか. 臨床心音図学, 南山堂, 東京, 1963 より引用）

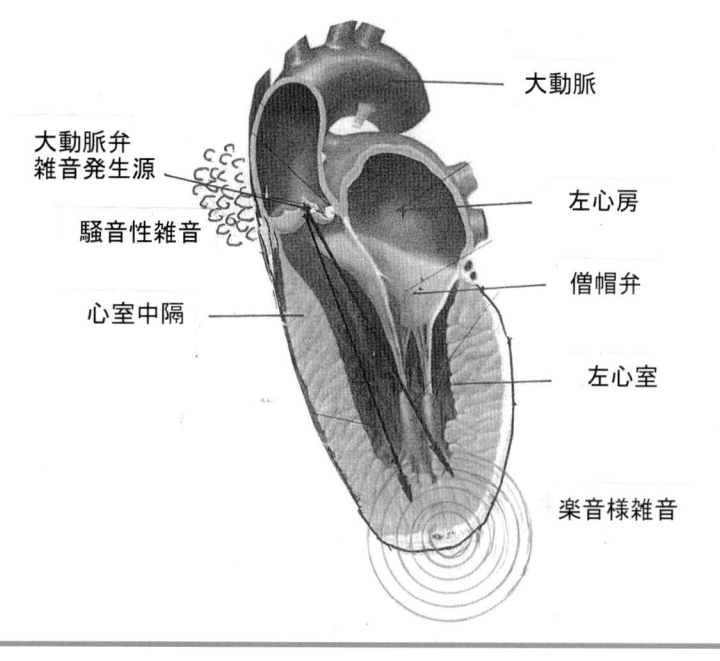

図 5-59 騒音性雑音と楽音様雑音の解離現象の発生機序
（Mckusick の法に従って著者作成）

ば楽音化することがあり，通常，灌水様 giesend，吹鳴性 blowing と形容される。

特に，感染性心内膜炎において生じた疣腫 vegetation が振動する場合，僧帽弁では楽音様収縮期雑音 musical systolic murmur が，大動脈弁では楽音様拡張期雑音 musical diastolic murmur が聴かれる。

大動脈弁狭窄症 AS において大動脈弁の振動が弁直上の胸壁（2R～3L）においては粗雑な coarse 収縮

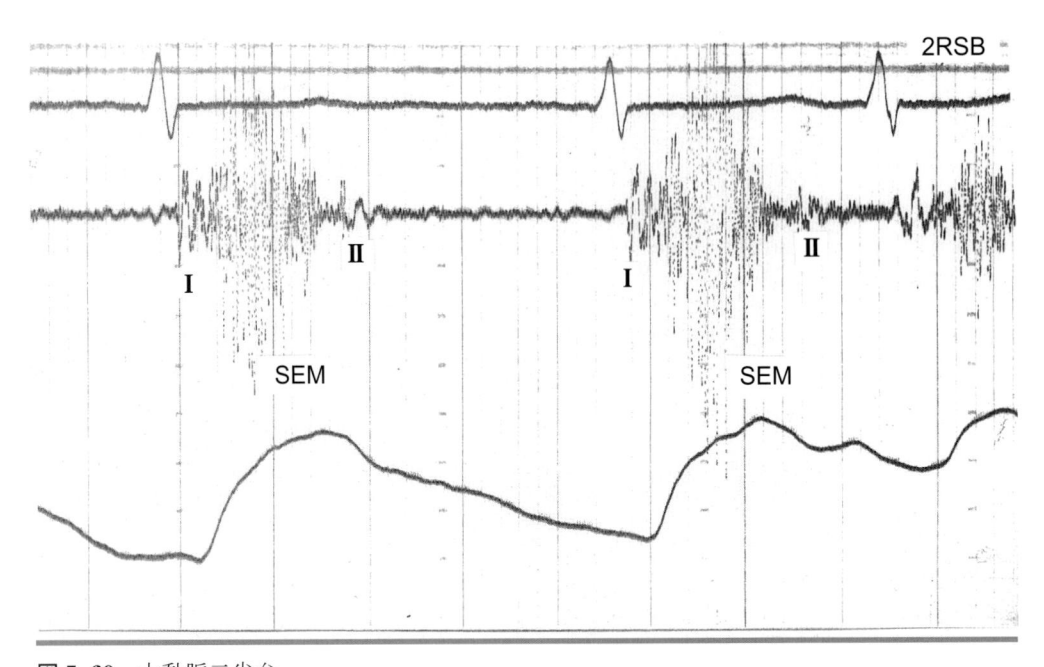

図 5-60 大動脈二尖弁
漸増-漸減型の収縮期駆出性雑音 SEM で，長い連結期の後の心拍では雑音が増強している。心房細動を呈している。

期駆出性雑音として現れ，心尖部では楽音様 musical の収縮期駆出性雑音として聴かれることがある。すなわち，雑音の発生源は一つであるにもかかわらず，大動脈弁直上と心尖部では相異なる 2 種の雑音であるかのように聴取される。これは，大動脈弁直上では弁振動そのままの粗雑な雑音として現れるが，心尖部には共振を起こし，楽音様と化した雑音が伝播される現象である（**図 5-58**）。つまり，雑音の解離現象であり，Gallavardin 現象（**図 5-59**）と呼ばれている。

大動脈弁狭窄症の病因としては，リウマチ性のほかに二尖弁 bicuspid aortic valve（**図 5-60**），大動脈弁硬化 aortic valve sclerosis，大動脈弁石灰化 aortic cusp calcification などがあげられる。リウマチ性のものは稀である。

血管性雑音にも楽音様性質がみられる。頸静脈で聴かれる静脈コマ音 venous ham，および肝硬変の門脈圧亢進症において聴かれる Cruveilher-Baumgarten 雑音は血管性雑音である。

リウマチ熱心筋炎の僧帽弁炎の際にみられる Carey-Cooms 雑音が，MR および TR においてⅢ音に伴って拡張中期に現れることがある。これは本来の左室流入血液に逆流血 regurgitant blood flow が加わり，左室流入血液量 left ventricular inflow blood volume（LV inflow）が増大したために生じる雑音である。

拡張中期の雑音としては，僧帽弁狭窄症 MS にみられる拡張期ランブル，大動脈弁逆流症 AR にみられる Austin-Flint 雑音がある。Austin-Flint 雑音は大動脈弁逆流が僧帽弁の前尖 anterior leaflet を直撃し，前尖を左房側へ押し戻すので，MS に似た僧帽口の形状になるために発生する雑音である。また僧帽弁狭窄症では拡張期左房-左室圧較差 LA-LV pressure difference が大きいので，交連部で癒合した僧帽弁口 mitral valve orifice が左室内へ突出し，あたかも魚の口のように見えるので，fish-mouth mitral valve と形容される。

6　心雑音の発生源 origin

心雑音の発生源としては，大血管，弁膜（房室弁，半月弁），心室壁，心房中隔，心室中隔，血流量，血流速度，心血管内圧，などがあげられる。

1）大血管内腔

狭窄，急拡大，急狭小，血管壁内腔への突起，内壁粗雑，屈曲などが存在すると，流れは層流 laminar flow から乱流 turflent flow に変わり，雑音発生の原

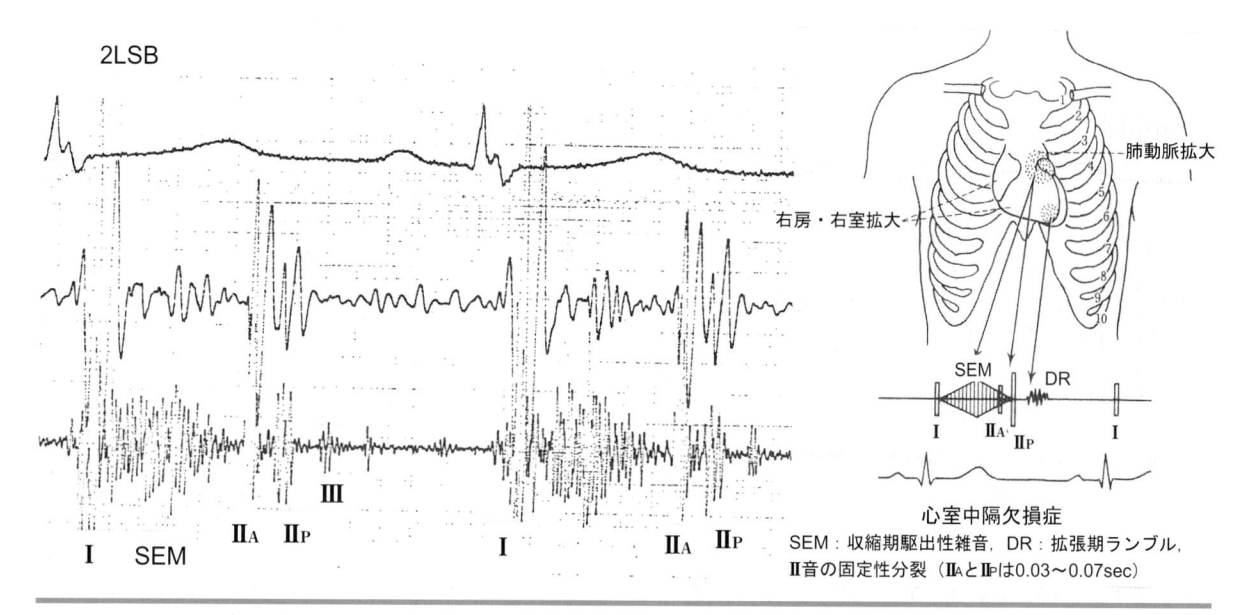

図 5-61　心房中隔欠損症 ASD
肺血流増大による相対的肺動脈弁狭窄の収縮期駆出性雑音 SEM，II音の固定性分裂（II_AとII_P），III音を認める。

因となる。

2）弁狭窄・弁閉鎖不全

半月弁狭窄 semilunar valvular stenosis においては収縮期駆出性雑音が生じ，房室弁狭窄 atrioventricular stenosis においては拡張期ランブルが生じる。半月弁閉鎖不全 semilumar valvular insufficiency においては拡張期逆流性雑音がみられ，心房収縮 atrial systole においては前収縮期雑音 presystolic murmur が生じる。

3）心室壁，流出路狭窄

肥大性閉塞性心筋症 HOCM では，左室流出路狭窄のために左室性の収縮期駆出性雑音がみられ，肺動脈漏斗部狭窄症 pulmonary infundibular stenosis では，右室流出路狭窄のために右室性の収縮期駆出性雑音がみられる。

4）心房中隔・心室中隔

中隔欠損に伴う左→右短絡 left to right shunt が存在する場合，心房中隔欠損症 ASD（図 5-61）では右室性の収縮期駆出性雑音が聴取され，急性心筋梗塞に合併した心室中隔穿孔 VSP および心室中隔欠損症 VSD では全収縮期雑音が聴かれる。

5）血流量増大・血流速度増大

大血管内の血流量増大では収縮期駆出性雑音，また貧血や甲状腺機能亢進症における血流増大によって生じる収縮期雑音も収縮期駆出性雑音である。房室弁口の心室血液流入増大による雑音は，拡張期心室充満雑音である。また，拡張期の Carey-Cooms 型雑音や Austin-Flint 雑音なども同様な心室充満性の雑音である。

6）心血管内圧の上昇と下降

血圧上昇では収縮期駆出性雑音を呈し，心房圧上昇では前収縮期雑音を生じる。半月弁狭窄に伴う狭窄後拡張 poststenotic dilatation では圧下降による空洞現象 cavitation が生じ，収縮期駆出性雑音が聴かれる。

7　心雑音の発生機序

生体内を流れる血液は脈流をなして流れているが，流体力学的には層流 laminar flow を形成して流れている。すなわち，流線が交叉しない流れである。血流中の血液が音を発生するのは，乱流 turblent flow，渦流 vortex，または eddy flow，および噴流 jet を形成する場合，ならびに著しい狭窄部を通過する際に生じる空洞現象 cavitation などの場合は流線が複雑に交叉する流れをなしている。血管壁，弁尖や腱索が血液の乱流や渦流の影響を受けて振動する場合に音を発生する。

オリフィス

$$\dot{Q} = \frac{(Cc-Cv)Ao}{\sqrt{1-C^2m^2}}\sqrt{\frac{2g(P_1-P_2)}{\gamma}} = CAo\sqrt{\frac{2g\Delta P}{\gamma}}$$

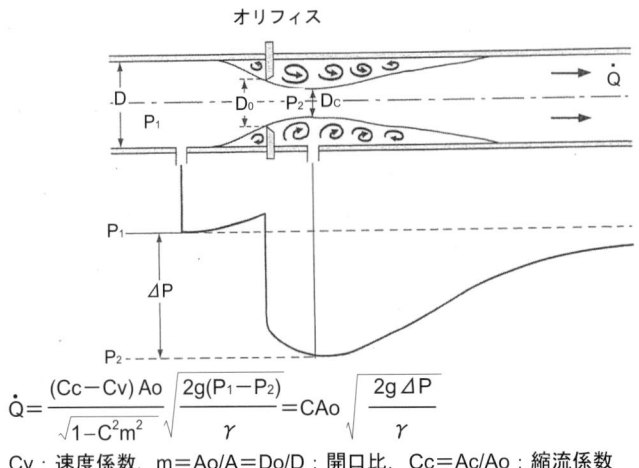

Cv：速度係数，m＝Ao/A＝Do/D：開口比，Cc＝Ac/Ao：縮流係数

$$C = \frac{CcCv}{\sqrt{1-C^2m^2}}：流量係数$$

$\dot{Q}$：流量，$\Delta P = P_1 - P_2$：圧較差，D：管径，Do：オリフィス径，Dc：縮流の径
A：管断面積，Ao：オリフィス面積，Ac：縮流断面積，$\gamma：\rho g$

図 5-62　オリフィス縮流

1) 乱流 turblent flow

乱流は層流と異なり，流線が複雑に交叉する流れであり，不安定である。流れが層流をなしていても，流動条件が変わると層流は容易に乱流に変わりうる。流れの状態を表す無次元 non-dimensional のレイノルズ数を Reynold's number（Re 数）というが，Re 数は慣性力 inertia force と粘性力 viscous force の比として表わされ，次式で示される。

$$Re = 慣性力/粘性力 = \rho vD/\eta = \rho \dot{Q}/4\pi D$$

ρ：流体密度，v：速度，D：円筒管内径，η：粘度，$\dot{Q}$：流量

Re 数が臨界値 critical value 2000 を越えると乱流になるという。Re 数についてみると，血流量の増大，血流速度の上昇，貧血のような血液粘度 blood viscosity の低下，管腔狭窄などがあれば，乱流になりやすいことがわかる。乱流は雑音の発生源である。

血管狭窄や弁狭窄部，屈曲部，開口部などの狭い部分を通過した血流は圧力が低下して流速が増大する。つまり圧力エネルギーが速度エネルギーに変わるのである。そして増大した流体エネルギーが血管壁や弁膜など固体を振動させれば音響エネルギーとなり，音を発生するのである。

2) 渦流 vortex

(1) 縮流 contract flow

オリフィス orifice 型（図 5-62）の血管狭窄部を流体が通過すると，中心層流の境界線にある流体 fluid が剥離を生じて，境界周囲の流体を巻き込んで円運動を行って流れていく。これは中心流と境界領域の流体との粘性摩擦によって生じた 2 次流であり，渦流を形成している。流体がオリフィス orifice 型狭窄口を通過すると，圧力降下 pressur drop をきたし，慣性の影響を受けて中心の流れの径はオリフィス径よりさらに縮んで流れる。すなわち縮流を形成するのである。オリフィス下流の境界層にある流体と中心流との粘性摩擦 viscous friction によって，接触している境界層が剥離を生じて，流れと逆方向に回転する渦を生じる（図 5-62）。管内圧 P_1，縮流部内圧 P_2，圧較差 $\Delta P = P_1 - P_2$，管径 D，オリフィス径 Do，縮流径 Dc，管断面積 A，オリフィス面積 Ao，縮流面積 Ac，$\gamma = \rho g$，速度係数 Cv，開口比 m＝Ao/A＝Do/D，縮流係数 Cc＝Ac/Ao，および流量係数を C とすれば，次式が導かれる。

$$C = \frac{CcCv}{\sqrt{1-C^2m^2}}$$

$$\dot{Q} = \frac{(Cc-Cv)Ao}{\sqrt{1-C^2m^2}}\sqrt{\frac{2g(P_1-P_2)}{\gamma}} = CAo\sqrt{\frac{2g\Delta P}{\gamma}}$$

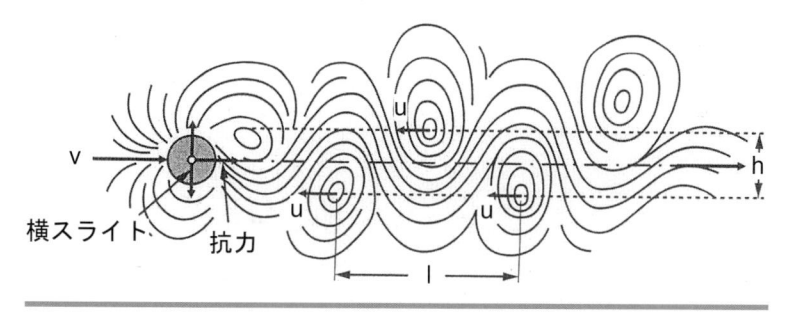

図 5-63 Kármán の渦列
Re：Reynold 数，v：流れの流速，f：渦発生の周波数，D：円柱状物体の径，*Re*＞500，St：Strouhal 数
$$f = St \cdot v/D = 0.20 v/D$$

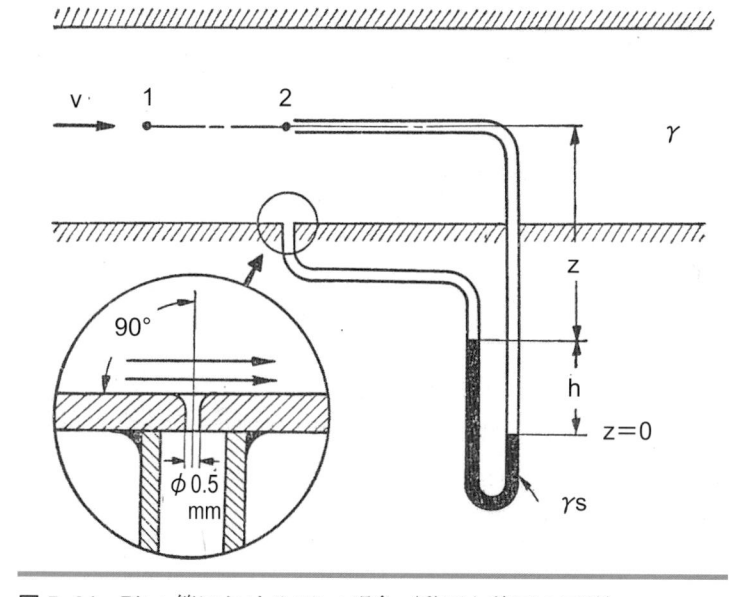

図 5-64 Pitot 管における Pitot 現象（動圧と静圧の圧差）

　渦流エネルギー自身は小さく音響エネルギーとはなり得ないが，渦流が管壁を振動させることによって，音の発生源となる。

(2) Kármán 渦列

　一様な流れのなかに円柱状の物体があると物体の背後に 2 次流 secondary flow が生じる。流体の速度がある点に達すると（$Re \geqq 60$），境界層の流体に剥離が生じ，境界層内に逆流が起こり，物体の背面に回転方向が逆になる渦を生じる。流線は物体とこれについている渦を包むように形成される。渦は上下非対称となって交互に出現し，物体の後面に 2 列の渦の列を形成する。これは Kármán の渦列（Kármán vortex street）と呼ばれ（**図 5-63**），川の流れにおけるせせらぎの発生源である。円柱の直径 D，流体の流速 v，ストロハル数 Strouhal number を St，渦発生の周波数 f とすれば，次の関係が成立する。

$$f = St \cdot v/D = 0.20 v/D$$

　円柱の場合，St＝0.20 である。大血管内壁に生じた隆起により Kármán 渦列が起きると，雑音の発生源になりうるという。

3) 空洞現象 cavitaiton

　狭窄部を血液が高速で流れると，狭窄部を通過した下流では圧下降が起きる。圧下降が蒸気圧まで達すると，血液中に溶解していたガスが遊離されて気泡を生じる。このようにして発生した気泡群が血液とともに流れていき，高圧の部分に到達すると，急激に押しつぶされて，騒音の振動を発生する。この

ような現象がピトー管 Pitot tube 内の流れにおいてみられるのでピトー現象 Pitot phenomenun（図5-64）といわれるが，この現象は弁狭窄や血管の狭窄部においてしばしば発生する．

4）共振 resonance

流体の流れによって固体が共振することにより，特有な楽音様雑音 musical murmur が発生する．可動性の固体の共鳴による振動は，血液の乱流や渦流による液体振動に比し，音量が大きく，容易に感知しうる音となる．固体の共振によって発生する音はさまざまな特徴を有する．

①大きな音量である．
②音質は楽音様で特有である．
③心音図上は規則正しい振動である
④弁尖，腱索，血管壁などが振動体となる．
⑤血流増大による相対的狭窄でも発生する．

楽音様雑音は聴診上も心音図上も特異な印象を呈するが，その振動体は必ずしも病的な器質的変化ばかりではなく，正常であっても収縮期楽音様雑音を生じることが少なくない．このような楽音様雑音は無害性雑音 innocent murmur と称される．無害性雑音のなかで最も典型的なものが Still's murmur である．図 5-24 に示す Still's murmur は収縮初期に限局する楽音様雑音である．音楽的な音色をかもしだしており，しばらくの間聴き惚れて，ふと我に返ったことを憶えている．40年間の聴診のなかで，これほど綺麗な心雑音を聴いたのは一度限りである．22歳の痩せ型の若い女性であった．

5）摩擦 friction

心膜炎や心膜胸膜炎などの場合，心膜と心臓の摩擦によって粗い高調な音を発生する．接触しては離れるという運動の繰り返しであり，心内性雑音に比べて比較的高調で，表在性で耳に近く聴こえる．一般に収縮期にも拡張期にも聴かれることが多い．すなわち心膜摩擦音 pericardial friction rub（図 5-55）であり，代表的な心外性雑音である．

6）噴流 jet flow

血液の噴流 jet の衝突による血管壁や心臓壁の振動は，大きな振動エネルギーを有するので，比較的大きな雑音を発生する．動脈管開存症，動静脈瘻，大動脈弁逆流症，大動脈弁狭窄症，僧帽弁逆流症，心室中隔欠損症などのように，血液が高い圧較差のもとに狭い通路を，高速度で通過する際には，噴流 jet が形成される．この噴流 jet は速度が大きく，かつ運動量が増大しているので，血管壁や心臓壁に衝突して，それらを振動させて比較的強大な振動音を発生させ，雑音の発生源となる．

8　恒　常　性

心雑音がその症例において恒常的に存在するか否かを見極めることは聴診診断を進めていくうえで極めて重要である．また安静，運動，体位，呼吸，薬剤などの影響を受けて心雑音が変化するか否かを知ることは，診断を進めるうえで極めて大切である．

1）日・時間による変動

若年者の機能性雑音はしばしば時間あるいは日によって変動する．このことは，日常生活，周囲の環境，仕事の状況，体のコンディションなどにより，若年者の血行力学的な状態が微妙に変動することを示唆している．

2）呼吸による変動

三尖弁膜症や心房中隔欠損症などの右心系疾患における心雑音は，吸気性に増大し，呼気性に減弱または消失する．先天性の肺動脈弁逆流症（図 5-49）および肺高血圧に伴う相対的肺動脈弁閉鎖不全による肺動脈弁逆流の Graham-Steel 雑音も吸気性に増大する．このことは，右心の血流動態および肺循環動態が呼吸の影響を受けることを示唆している．

3）Valsalva テストによる変動

Valsalva テストによって心雑音は変化する．心雑音の多くは負荷中に減弱する．これは末梢血管抵抗増大に伴う後負荷増大によって血流が減少するからである．怒責が解除されると，右心系心雑音は，直後に overshoot を起こして増強するが，左心系心雑音は若干遅れて overshoot を招来する．左-右短絡疾患では左心系内圧が上昇するため負荷中に短絡が増強する．肥大性閉塞性心筋症 HOCM や軽症僧帽弁狭窄症などにおける心雑音の誘発テストとして簡便な方法であり，有用である．HOCM に Valsalva テストを行うと，数秒遅れて overshoot を起こし，駆出量

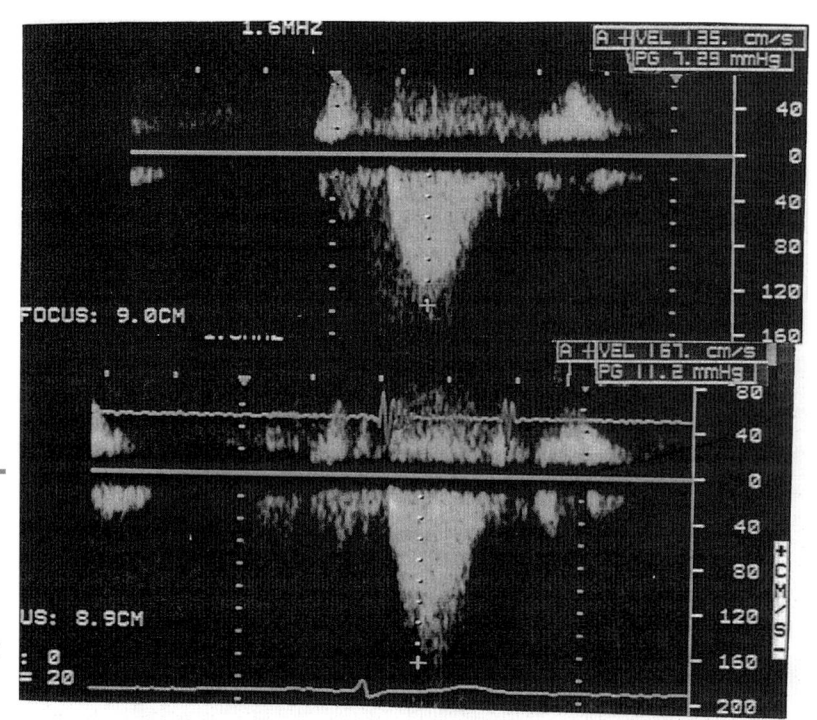

図 5-65 HOCM に対する Valsalva テスト前後における房室血液流入速度の変化
前：135cm/sec，後：167cm/sec
Valsalva テスト後に血液流入速度の上昇を認める。

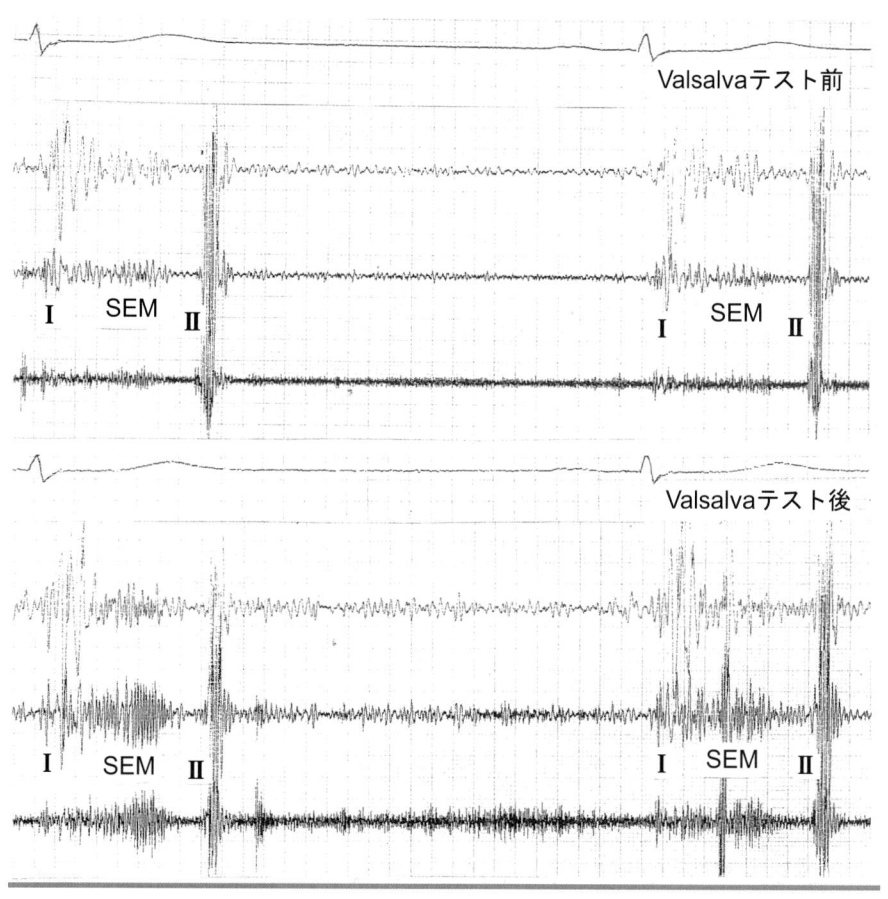

図 5-66 肥大性閉塞性 HOCM に Valsalva テストを行った前後の心音図
テスト後は前に比べて収縮期駆出性雑音 SEM の増強を認める。

増大による駆出血流速度の上昇を伴って(図5-65),収縮期雑音の増強をみる(図5-66)。Meullerテストという類似の負荷法もあるが,あまり使用されていない。

4) 蹲居の姿勢

蹲居 squatting は Fallot 四徴症 tetoralogy of Fallot においてチアノーゼ cyanosis の減少をみるので blue baby がしばしば自然に行っている姿勢である。蹲居の姿勢によって招来される末梢血管抵抗上昇に伴う後負荷増大によって左心系血流は減少するが,逆に肺血流が増大して肺でのガス交換が改善されるため呼吸困難が減少するのである。また蹲居を解除した後の overshoot 現象を利用して,肥大性閉塞性心筋症 HOCM や軽症心疾患の心雑音の発見に応用される。

5) 体位変化

体位変換で心音・心雑音の変化や発現がしばしば認められる。これを診断に応用することは極めて簡便かつ有用である。たとえば,左側臥位で僧帽弁狭窄症における拡張期ランブルの増強やその発現を認知し,前屈位で大動脈弁逆流の拡張期灌水様雑音の発現や増強を確認することは,病名の診断や病状の程度を把握するうえで有用である。また肘膝位をとらせることによって心膜摩擦音の存在を初めて知ることがある。体位変換によって心雑音の発生源を胸壁に近づける工夫をすることによって診断精度を高めているのである。

6) 運動負荷

運動は心拍出量を増大させ,雑音発生に大きな影響を与える。また運動は血流速度を上昇させるので,収縮期雑音,拡張期雑音いずれも増強する。なかには安静時にみられない雑音が運動により初めて出現することも稀ではない。

運動中に血中カテコールアミン catecholamine 濃度が上昇することはよく知られている事実であるが,運動負荷 exercise test 中から直後にかけて上昇したカテコールアミンは,心血管内圧の上昇および心拍数増加と心拍出量の増大をもたらし,その結果,心雑音増強の要因である血流速度の増大に寄与しているのである。具体的には膝の屈伸を行うことでその目的は十分達せられる。

7) 薬物負荷

一般的に行われるのは亜硝酸アミル amyl nitrate 吸入であるが,ニトログリセリン nitroglycerine や気管支拡張薬 bronchodilator の吸入でも,ある程度目的は達せられる。聴診だけでなく,心音図や心エコー図を併せて行うと,より効果的である。

亜硝酸アミル負荷により,通常,左心性の逆流性雑音は一過性に減弱し,右心性の逆流性雑音は増強する。収縮期駆出性雑音は器質性,機能性を問わず,ほぼすべて増強する。ただし Fallot 四徴症では減弱を認める。特に,僧帽弁狭窄症における心音・心雑音の顕性化や動脈管開存症の雑音の減弱,さらに肥大性閉塞性心筋症の収縮期駆出性雑音の顕性化ないしは増強などは,臨床的に重要な徴候として診断の助けとなる。

心雑音が恒常性 constancy に欠けるということは,裏返せば,心雑音の発生が,生体機能のわずかな変化や体位,体動ならびに日々時々刻々の周囲環境の変化などに影響されるということを示唆している。したがって,毎日聴診を行って心音および心雑音の変化を詳細に follow up していけば,患者の体調の変化や病態の経過を把握できる簡便かつ実用的手段ではないかと考えられる。

9 心雑音の鑑別法

心雑音の鑑別を行う場合,まず心時相の分類から出発するのが基本である。すなわち,心時相を,収縮期,拡張期,収縮-拡張期(超時相)に分ける。ついで血流動態から,収縮期は駆出性と逆流性に,拡張期は逆流性,心室充満性,および心房収縮性に分ける。さらに収縮-拡張期(超時相)については連続性雑音と往復性雑音に分ける(図5-67)。

1) 収縮期雑音

(1) 収縮期逆流性雑音

(a) 全収縮期雑音

心室中隔欠損症,僧帽弁逆流症,僧帽弁腱索断裂症,三尖弁逆流症,Ebstein 奇形,心内膜欠損症

(b) 収縮後期雑音

僧帽弁逸脱症候群

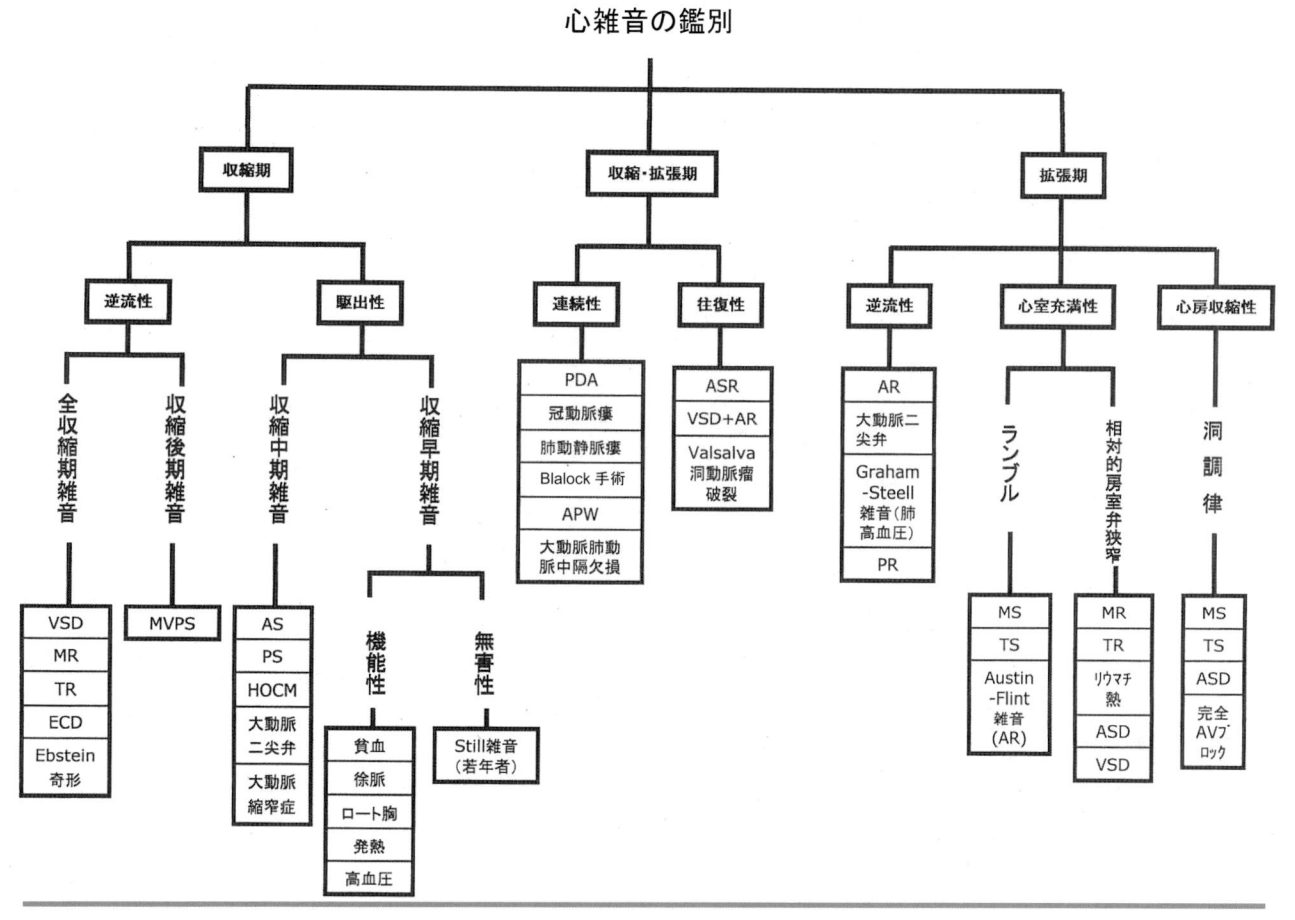

図 5-67 心雑音の鑑別

(2) 収縮期駆出性雑音
(a) 収縮中期雑音
大動脈弁狭窄症，肺動脈弁狭窄症，大動脈弁二尖弁，肥大性閉塞性心筋症，肺動脈漏斗部狭窄症
(b) 収縮早期雑音
機能性雑音：貧血，徐脈，ロート胸，高血圧症，甲状腺機能亢進症
無害性雑音：Still 雑音
2) 拡張期雑音
(1) 拡張期逆流性雑音
大動脈弁逆流症，肺動脈弁逆流症，肺高血圧症（Graham-Steell 雑音）
(2) 心室充満性雑音
(a) 拡張期ランブル
僧帽弁狭窄症，三尖弁狭窄症，大動脈弁逆流症（Austin-Flimt）
(b) 相対的房室弁狭窄（Carey-Cooms 型雑音）
僧帽弁逆流症，三尖弁逆流症，リウマチ性僧帽弁炎，心房中隔欠損症
(3) 心房収縮性雑音（洞調律）
僧帽弁狭窄症，三尖弁狭窄症，完全房室ブロック，WPW 症候群，PR 短縮

3) 収縮-拡張期雑音（超時相性）
(1) 連続性雑音
動脈管開存症，冠動静脈瘻，大動脈-肺動脈シャント（Blalock 手術），肺動静脈瘻，冠動脈-肺動脈瘻
(2) 往復性雑音
大動脈弁狭窄兼逆流症（ASR），心室中隔欠損兼大動脈弁逆流症（VSD＋AR），Valsalva 洞動脈瘤破裂

第6章　血管雑音

　血管雑音 vascular murmur は，血管に発生源を有する雑音である。血管雑音は血管が存在する身体のあらゆる部位に発生しうる。しかし，大半の血管雑音は見落とされてしまうことが多い。それは，胸壁のように通常の聴診部位を除いて，一般には腹部，上肢，下肢などの部位を聴診する習慣がないからである。しかしながら，血管雑音の存在に気づきその性状や部位を知悉することは，疾患や病態を正確に診断するのに役立つと考えられる。

　血管雑音の発生機転としては，血管腔の狭窄，血管内突起，血管腔の急拡大，血管腔壁の粗雑，血管腔の急狭小，および血管腔の屈曲などの場合に発生すると考えられる（図 6-1）。

1　血管雑音の聴診の要点

　血管雑音は動脈性 arterial，静脈性 venous，動静脈性 arterio-venous の3種に分けられる。血管雑音の聴診をする場合，診断するうえで最も重要なのは罹患部位である。したがって，部位ごとに血管雑音を整理して，その特徴を 1) 音質，2) 時相，3) 最強点，4) 血管特性，の各項目に従って吟味しながら進めていく。

1) 音　質

　血管雑音の音質は血流の状態と血管壁の性状によって特徴づけられる。動脈に狭窄病変（図 6-2）があると，血流は乱流や渦流に様変わりする。乱流や渦流は血管壁を振動させて，雑音の発生源となる。大部分が動脈性である。音量が大きいと罹患部の直上部体表面で振顫を振れる。

2) 時　相

　雑音の時相は，基本的には収縮期，拡張期，連続性の3種のタイプに分けられる。動脈性病変においては，収縮期雑音を発生する。静脈性病変においては，拡張期に強勢を有する連続性雑音を発生し，収縮期から拡張期にまたがる。動静脈瘻 arterio-venous fistula や動静脈シャント arterio-venous shunt においては，収縮期に強勢を有する連続性雑音を発生する。

3) 最強点

　血管雑音のほぼすべてにおいて，雑音の最強点直下に病変部位があり，通常，罹患部位が雑音の発生源である。静脈性雑音は音量も小さく，局限性であるが，動脈性雑音の音量は大きく，雑音発生部位から下流のほうへ伝播する。動脈は静脈より内圧が高く，血流速度が大きいことによる。

4) 血管特性

　血管雑音の性状は，血管の特性により，下記の3種のタイプに分けられる。

（1）**動脈性**

　高圧系で血流速度が大きく，音量も大である。動脈性雑音 arterial murmur は収縮期雑音である。

（2）**静脈性**

　静脈性雑音は拡張期に強勢を有する連続性雑音で

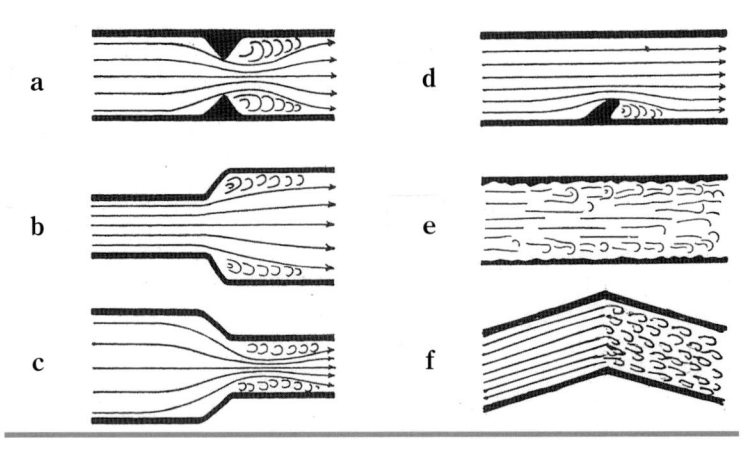

図 6-1　各種の雑音発生機転
a：管腔の狭窄，b：管腔の急拡大，c：管腔の急狭小，d：管腔内突起，e：管腔壁粗雑，f：管腔の屈曲

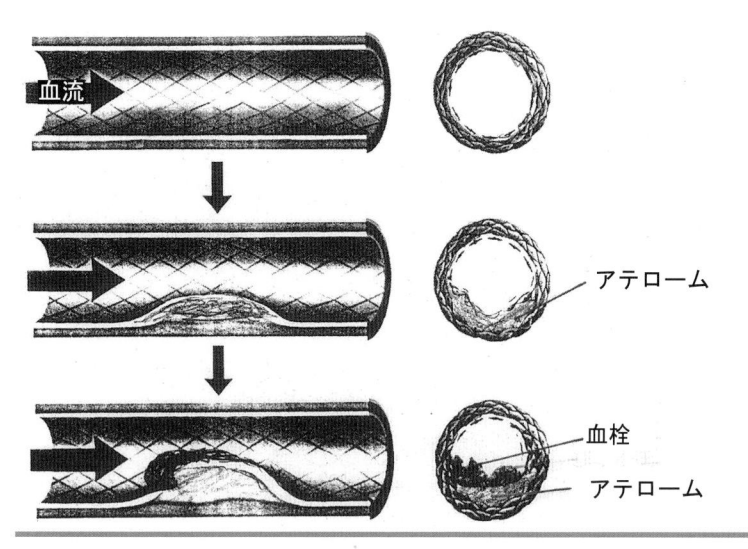

図 6-2 動脈硬化による末梢動脈の狭窄病変

ある。静脈は比較的表面にあり，かつ低圧系で速度が遅いので音量が小さい。静脈性雑音 venous murmur は聴診器の当て方によって変わりやすい。

(3) 動静脈性

動静脈性雑音 arterio-venous murmur は，収縮期に強勢を有する連続性雑音である。動脈は高圧系で，低圧系の静脈より血流速度が速く，血液は動脈から静脈へ連続的に流れ込み，連続性雑音となる。雑音の音量は静脈性雑音より動脈性雑音の音量が大となるからである。

5) 恒常性

動脈性雑音は，比較的恒常性に富むが，静脈性雑音は，安静，体位，呼吸，聴診器の当て方などによって変化しやすい。

2 血管病変の部位と血管雑音

1) 頭部の血管雑音

(1) 頸動脈-海綿洞動静脈瘻

耳介後方に連続性雑音として聴かれる。

(2) Wills 動脈輪の血流増大

眼球雑音として聴取される。筆者はいずれも経験がない。

2) 頸部の血管雑音

(1) 頸動脈 bruits

健常者にみられる雑音である。収縮早期の鋭い衝撃性の雑音として聴かれる。

(2) 腕頭動脈雑音

高心拍出量状態にある場合，大動脈領域や右鎖骨下窩領域に収縮期雑音を聴くことがある。

(3) 頸動脈雑音

大動脈炎症候群，Behcet 病，動脈硬化性狭窄などが存在すると，収縮期雑音を聴く。

(4) 頸静脈雑音

静脈コマ音 venous hum といわれる。拡張期に強勢を有する連続性雑音である。頸静脈を圧迫すると瞬間的に消失する。通常，頸動脈血流が増大する際に出現する。

(5) 内頸動静脈瘻

収縮期に強勢を有する連続性雑音を耳介後方において聴取される。

(6) 甲状腺雑音

甲状腺機能亢進症で心拍出量増大による高速血流になると，収縮期性または連続性雑音が生じる。軋るような，ひっかくような高調な雑音と形容される。肺動脈領域の Lerman-Means scratch といわれる。

3) 胸部の血管雑音

(1) 静脈コマ音

(a) 上大静脈コマ音：thoracic outlet 症候群で聴かれる。

(b) 肺静脈還流異常のコマ音：右肺静脈が上大静脈に還流するタイプである。(筆者注) 上大静脈へ還流する肺静脈還流異常は還流異常の 55%を占めている。宗族発生学 phylogeny の観点から肺静脈還流

異常をみるならば，循環器臨床で分類しているように，先天性心奇形の異常として片付けてしまうわけにはいかないという。つまり，母なる子宮の中で，故郷の海への思慕の情断ちがたく，海へ還るという1億年の夢路を幻のごとくさ迷い続けながら，呼吸血管の変革に伴い，やむなく上陸への道を再現していく，古生代，中生代，新生代におけるそれぞれの迷走ルートの居据わりの姿とみることができるという。上大静脈への還流は，中生代の硬骨魚で，真骨類の北米淡水産のアミアの肺静脈に重なり合うといわれている。

(c) 乳房雑音：乳房雑音，授乳期または分娩直前に収縮期ないし連続性雑音で，聴診器の圧迫で消失するという。

(d) 連続性雑音：第2肋間胸骨左縁では動脈管開存症。第3〜4肋間胸左縁では冠動脈瘻 coronary arterial fistula, 冠動脈-肺動脈瘻，冠動脈造影が増加した現在は稀ではない。肺動静脈瘻では罹患部位で肺動脈性連続性雑音が聴かれる。左鎖骨下動脈領域ではBlalock-Taussig手術後のFallot四徴症の症例には連続性雑音を聴取する。

(e) 収縮期雑音：大動脈縮窄症 coarctation of the aorta, 大動脈炎症候群 aortitis syndrome では大動脈性収縮期雑音を聴く。肺動脈枝狭窄症 pulmonary arterial branch stenosis では病変部位で肺動脈性雑音が聴かれる。

(f) spinal buit：稀である。脊椎雑音。筆者は経験がない。

4）腹部の血管雑音

腹部大動脈は，器質的病変がなくても，聴診器の圧迫によって雑音が発生することがある。

(a) 大動脈性収縮期雑音：動脈硬化による狭窄があれば，収縮期雑音が聴かれる。ときに背部で聴くこともある。

(b) 腎動脈性収縮期雑音：臍上側方3〜5cmの部位に限局した収縮期雑音が聴かれる。大動脈炎症候群の約60％に腎動脈性収縮期雑音がある。腰背部に聞こえる場合は腎実質内動脈からの雑音である。

(c) 肝動脈性収縮期雑音：血管に富む肝癌や血管腫から血管雑音が聴かれる。

(d) 臍静脈性連続性雑音：門脈高血圧症で臍静脈が開通し，腹壁静脈に流入している場合，静脈コマ音が発生する。この雑音は Cruveilhier-Baumgarten 雑音といわれている。

(e) 腸間膜動脈性収縮期雑音：腸間膜動脈起始部の狭窄が生じると収縮期雑音が聴かれる。腹部大動脈上にあり，腎動脈雑音との鑑別を要する。

(f) 子宮雑音 uterine souffle：妊娠末期に聴かれる。収縮期ないし連続性雑音で，体位や圧迫で変化する。

5）四肢の血管雑音

(a) 収縮期雑音：動脈硬化による動脈狭窄の部位に収縮期雑音が聴かれる。

(b) 連続性雑音：先天性ないし後天性（外傷性が多い）の動静脈瘻がある場合に連続性雑音が聴かれる。人工的に作られた動静脈シャントは人工透析の症例に作成されるが，強い連続性雑音を呈し，振顫を触れる。外シャントと内シャントがある。

参 考 文 献

1) Ongley PA, Rappaport MB, Sprague HB, Nadas AS. Heart Sound and Murmers: A Clinical Phonocardial Phonocardiographic Study. New York, London: Grunne & Stratton; 1960.
2) Mckusick VA. Cardiovascular Sound. Baltimore: William & Wilkins; 1962.
3) 上田英雄, 渡海五郎, 坂本二哉. 臨床心音学. 東京: 南山堂; 1963.
4) Major RH, Delp MH. Physical Diagnosis. 6th Edition. 9. the Heart, 10. Auscultation of the Heart. Philadelphia, London: WB Saunders-Igakushoin; 1964.
5) Constant J. Bedside Cardiology. Part II, Auscultation. Boston: Little, Brown and Company; 1969.
6) Baldry PE. The Battle agains Heart Disease. 8. Tapping and Listening, 9. the Use and Misuse of the Sthetscope. Cambridge University Press; 1971.
7) Wartak J. Phonocardiology. Integrated Study of Heart Sounds and Murmurs. Hagerstown Maryland: Harper & Row Publishiers; 1972.
8) Luisada AA. The Sounds of the Diseased Heart. Tokyo: Igaku-Shoin; 1973.
9) 大鳥蘭三郎. 近世医学史から, 第 2 章. 近世病理学の発展, 近代臨床医学の起源と発展. 東京: 医事通信社; 1972.
10) Karmanson D. The Mitral Valve. A Pluridisciplinary Approach. Part One, Part Two, Part Three, Part Four. London: Edward Arnold Publishier; 1976.
11) Lion SA, Petrucelli RJ. Medicine. An Illustrated History, The Eighteen Century, The Nineteen Century the Biginnings of Modern Medicine, Harry N. Abrams INC., Publishers, New York, 1978.
12) Netter FH. The Chiba Collection of Medical Illustrations. Heart, Auscultatory Positions and Areas; Events in Cardiac Cycle, Phonocardiography. New York: Colorpress; 1978.
13) Bettman OL & Hench PS. A Pitorial History of Medicine, Fifth Printing, Chapter 9. the Eighteenth Century, 10. the Nineteenth Century. Charles C. Illinois: Thomas Publishers Springfield; 1979.
14) 坂本二哉. 内科, 特集 Physical Diagnosis up-to-date, 異常心音と過剰心音, 心雑音, 血管雑音. 東京: 南江堂; 1991.
15) 細田瑳一, 杉本恒明. 心臓病学, 2. 身体所見 (道場道隆), 9. 心音図 (廣田明, 町井潔). 東京: 南江堂; 1991.
16) 杉本恒明, 小俣政男編. 内科学, 16.4.検査法: 1) 心電図. ベクトル心電図, 2) 心音図・心機図 (三神大世, 北畠顕), 内科学. 東京: 朝倉書店; 1995.
17) 二宮睦雄. 医学史探訪, 医学を変えた100人, 54. ライデン大学の医師資格試験, 94. 西欧の医師の半数を教えた偉大な教育者ブールハーブ, 130. 肺結核と闘ったラエネツクの間接聴診法. 東京: 日経BP社; 1999.
18) 板倉英世, 直江史郎, 原正道. 病名に名を残した医師. 臨床家たちの奮戦記. 28. Bernald Jean Antonin Marfan. 東京: メディカルセンス; 2000.
19) Braunwald E. Heart Disease 6th Edition, voume 1. A Textbook of Cardiovascular Medicine. Chapter 4: Physical Examination of the Heart and Circulation. Philadelphia: WB Saunders Philadelphia; 2001.
20) 武内重五郎. 谷口興一, 杉本恒明改訂. 内科診断学, 第16章, 心臓血管系の診察. 東京: 南江堂; 2004.

付　録

表 1　僧帽弁開放音の鑑別

	II 音の分裂	僧帽弁開放音	III 音
発生部位	肺動脈弁領域～Erb 領域	LLSB～心尖部	心尖部に限局
音　調	高調	高調（snappy）	低調
音　量	小～大	小～大	小～中等
呼吸の影響	呼吸性分裂（＋），固定性分裂（－）。II A と II P に分裂	II-OS 間隔不変	呼気で明瞭，II-III 間隔不変
II 音との間隔	0.02～0.10 秒	0.03～0.14 秒	0.1～0.2 秒
発生原因	半月弁の閉鎖	僧帽弁の開放	急速流入期血流増大
疾患または病態	呼吸性（若年正常者），固定性（ASD）	僧帽弁狭窄症	容量負荷
聴診器	膜型	膜型	ベル型

表 2　肺動脈弁領域雑音の鑑別

	機能性雑音	心房中隔欠損症	肺動脈狭窄症
体　位	仰臥位で増強	仰臥位で増強	仰臥位で増強
呼吸の影響	吸気で増強，呼気で減弱	なし	なし
発生原因	高肺血流速度，共振を伴う	肺血流量増大	肺動脈弁の狭窄
収縮期雑音の性状	音量が小，収縮早期，楽音様	音量大で，持続が長い	高調性，持続が長い
II 音の性質	呼吸性分裂	固定性分裂	分裂間隔が大で，II P 小
駆出音	なし	あり	あり
雑音の放散	なし	2LSB，Erb の領域	鎖骨上窩まで伝達
Graham-Steell 雑音	なし	肺高血圧症を伴う場合：あり	なし
振　顫	なし	なし	あり

画像で学ぶ心臓の聴診 ―聴診でどこまで分かるか―

2009年2月5日 発行
著 者 谷口興一
発行所 ライフサイエンス出版株式会社
〒103-0024 東京都中央区日本橋小舟町 11-7
TEL 03-3664-7900 FAX 03-3664-7735
URL http://www.lifescience.co.jp/
印刷所 タナカ印刷株式会社

本書の一部，もしくは全部を出版社の承諾を得ずに複写，複製することは禁じられています。
落丁・乱丁本お取替えいたします。
©ライフサイエンス出版 2009
ISBN 978-4-89775-264-8 C3047 ¥3000E
JCLS 〈日本著作出版権管理システム委託出版物〉
本書の無断複写は，著作権法上での例外を除き禁じられています。
複写される場合は，そのつど事前に㈱日本著作出版権管理システム
(TEL：03-3817-5670)の許諾を得てください。